奔流

ロナ「専門家」はなぜ消されたのか

野真嗣
no Shinji

KODANSHA

プロローグ

二〇二三年八月二十九日、永田町の首相官邸で岸田文雄との面会を終えたその男は、「肩の荷が下りたっていう感じです」と表情を緩めた。

日本の新型コロナウイルス感染症対策分科会会長の職務から二日後に退くことになった尾身茂にとって最後のあいさつだった。

この日の尾身は、これまでずっと険しかった眉間の皺を解いていた。パリッとした白のワイシャツに紺色のブレザーという服装だけでなく、いつものブラウンの縁の眼鏡を外した表情は余計に晴れやかに映った。

しかし、内心はどうだったのだろうか。

コロナの感染症法上の分類が二類相当から五類に、いわばふつうの風邪に近い位置付けに変更されるまでの三年半、人々の死に直結する感染増加の現実と、経済を止める感染抑止対策のリスクの間で悩みを深めた。毎週長時間、本来の仕事の隙間をぬって集まり、異なる意見をぶつけ、そこから絞り出すように「次の一手」を見出した。コロナ分科会や厚生労働省新型コロナウイルス感染症対策アドバイザリーボードといった会議を通じて百本もの提言を政府に提出し、「半歩先」の対策を示してきた。

尾身とともに「勉強会」の面々が名を連ねた分科会は、尾身の退任と時を同じくして廃止された。代わって九月一日付で、首相の司令塔機能を強調して内閣感染症危機管理統括庁が新設された。分科会の上部の会議である新型インフルエンザ等対策推進会議は残ったが、メンバーは刷新され、コロナ危機の初期から難局にあたってきた専門家は一人を除いてほとんど排除された。一ヵ月前の八月上旬、構成員たちのもとに内閣官房の下吏から短い電話があり、「一新されます」と告げられて終わり。なんともあっけない終幕だった。

首相の岸田は官邸に尾身を招いて遇した体裁を取り繕った。だが、「教訓を生かして感染症に強い社会づくりに努力する必要がある」と訴えた尾身の言葉を岸田が正面からまともに受け止めた形跡はない。政府だけではない。分科会廃止の二週間後の九月十四日、尾身は日本記者クラブに招かれ、最後の記者会見を行った。しかし翌日の新聞紙面を見ると、どれも小さな扱いの記事だった。

公衆衛生の分野ではふた回り以上の先輩にあたる尾身を「理想の上司」と仰いできたもう一人の男――京都大学大学院教授の西浦博は、京都の自宅でそのニュースを見ていた。日本で数少ない感染症数理モデルの研究者である西浦は、第一波の二〇年二月、厚労省に置かれたクラスター対策班に呼ばれた。スペシャリストが不在という厚労省の弱点を補うべく置かれた、官民専門家による暫定チームだ。西浦はまた、二〇年二月から尾身が副座長としてリードした助言組織である専門家会議、あるいはその後継で二〇年七月に再度設けられたアドバイザリーボードの中心人物となる。

見えないウイルスに先回りする対策を提案しようと前のめりになる西浦を、尾身は時に机を叩いて叱咤する一方、それでいて退けることはせず後押ししてくれた。テレビに映る尾身のフィナーレを誰より祝福したいのに、その気持ちと矛盾するように、西浦はため息をついた。そして「私はこれからです」と独り言ちた。

西浦の分析が持ち込まれたことで、日本では「三密回避」のクラスター対策や「接触八割削減」といった戦略がもたらされた。三密回避は世界保健機関（ＷＨＯ）もその有効性を認めたし、八割削減を旗印に行われた最初の緊急事態宣言によって、日本はコロナ第一波にハンマー、すなわち人流を抑え込む強い感染対策を打つことに成功した。

しかし、揺り戻しは激しかった。「よくぞやってくれた」と感謝されるどころか、経済活動を止められた人々から猛烈な反発が湧き上がり、対策の必要性を問うといった訴訟が起こされた。とりわけ政府の前に出るかたちで発信した西浦には直接の矛先が向けられた。個人を難じる内容証明郵便が直接、送りつけられることもある。厚労省のサポートはない。

西浦は身の危険すら感じることもあった。自宅にとめた車のタイヤはアイスピックのようなもので刺されて四つダメになった。研究室の窓も投石で割られ、殺害を予告する脅迫状も受け取った。警察はパトロールを強化したが、そうした逆風は果てしなくつづいていた。

多くの命を救ったエビデンスも自負も、西浦にはあった。未来の対策に生きるデータだ。せめて「こうしたところからクラスターが始まった」という因果関係を立証するような研究は一つずつ論文のかたちで残しておかなければ「後世から非難される」という思いを強くしたという。「感染症の専門家を志す若い世代にそんな泥を被る覚悟をしなければいけないのかとは思わせたくないんです」と、西浦は私にいった。

コロナ対策が始まった当初から、政府と専門家をめぐる「不条理」を直観していたのは、三人目の男、尾身と西浦の間の中間の世代にあたる東北大学大学院教授の押谷仁だ。

押谷はウイルス感染症のデータ分析では世界的に名の知れた研究者で、今回のコロナ禍では、専門家会議、アドバイザリーボード、分科会というコロナのリスク評価・抑止戦略を検討するすべての会議に中核としてかかわった。

クラスター対策班が立ち上がった際、押谷は西浦たち若手の研究者に向け、これから一、二年は流行が見込まれること、政策決定の責任は政治家にあって専門家が対策にコミットさせられるのはおかしいことを話した。そのうえで、「それでもこの急場をしのぐ中で専門家が責任を問われる可能性は高い。ただここは何らかの対策をやっていかないといけない。覚悟が必要になります」と諭した。そして西浦に向かっては「あんた、すごく危ない位置にいるぞ」と忠告した。押谷の不安は現実のものとなった。

押谷は、西浦の専門分野である数理モデルの強みをいち早く評価し、ともにクラスター対策の理論を打ち立てた功労者である。と同時に、こうした数理モデルの限界——ウイルスのリスクが強調されて伝わるというその限界にも、人一倍敏感だった。

いきなり霞が関の中心に動員され、休みなく全国の感染データを拾う作業にあたっていた若手研究者や大学院生たちの割の合わない待遇に憤り、それでいて自らは報酬を受け取らなかった。講演などで入ったお金は、貧困から夜の街で働く女性たちのための団体に寄付した。コロナから生じるありとあらゆることに気を配り、オーバーワークで体を壊したこともある。

そんな専門家たちが向き合ったのが、日本の三人の首相だった。

コロナ初期の試行錯誤の時期は、安倍晋三政権の最終盤と重なった。五輪と経済再生に強い意欲を持った菅義偉はとりわけ専門家との対立が注目された。岸田文雄は平時に戻すプロセスを担った。

コロナの不確実性を前に、その三人の政治家いずれもが、尾身たち専門家グループを頼った。頼られた以上に、自らの使命感から彼らは日本のコロナ対策を語る役割を担った。だが、その彼ら自身が、平時に戻る二三年八月末を境に、蹴り出されるようなかたちで政権の近くから姿を消した。西浦は「ディフィーテッド（敗北）」とまで言った。

新型コロナウイルス感染症による日本の死亡者数は、新型コロナウイルスの感染症法上の分類が「二類相当」から「五類」に変更された二〇二三年五月八日までに七万四千六百八十八人にのぼる。人口あたりで見れば、米国や英国の五分の一、ドイツと比べると四分の一だ。

「日本がいちばんうまくやり遂げた」と誰しも思いたい。

だが、データを見ればそう簡単ではない。

欧米諸国は二〇年、二一年に死亡者が多いのに対し、日本は二二年に死亡者は最多となった。二一年の約一万五千人に対し、二二年は約三万九千人にまで急増している。コロナに対する規制を解くプロセスで最も死亡者が大きく増えたのだ。さらにいえば尾身たちが退いた頃、足下で広がった第九波では、東京で毎日約二十人、全国で毎日約二百人がコロナで死亡していた。そのことから尾身、押谷、西浦たちは最後まで目をそらさず、声を上げた。だがその専門家たちの影は急速に薄れ、あたかも官邸の周辺からかき消されたようだった。

日本のコロナにおける危機管理とは、何だったか。

その内実に迫るため、私は政権の危機管理に助言する専門家に光をあてようと考えた。ふつうの国民よりははるかに近い位置で政治権力と相対した助言役の目に映る姿から、日本政治の実像に近づくことができると考えたからだ。

尾身たち専門家は、いったい何と戦っていたのか。何を成し遂げ、何に敗北したというのか。家族や自分を危険にさらし、これまでの輝かしい評価を犠牲にしてまで、国益につながると信じたもののために身を投じた彼らが、なぜまるで蹴り出されるように中心から去ったのか。このまますべてを忘れさって次なる日本の危機を引き受ける者など出てくるのだろうか。

本書は、危機をできるだけ小さく終わらせようとした専門家たちの観察をつづけた一つの記録である。

奔流

コロナ「専門家」はなぜ消されたのか——目次

ブックデザイン　鈴木成一デザイン室
写真　時事通信社

奔流

コロナ「専門家」はなぜ消されたのか

第一章 暫定版・日本版CDC
―2020年2月

政府への助言を任された専門家には、大別して二つの考え方があった。「専門家自ら積極的に発信するべきだ」という考え方と、「専門家が外で物を言うのは誤りだ」という考え方である。その両者にはそれぞれ理由があり、官邸と向き合いながら一人ひとりが悩みつつ、ウイルスと対峙する。

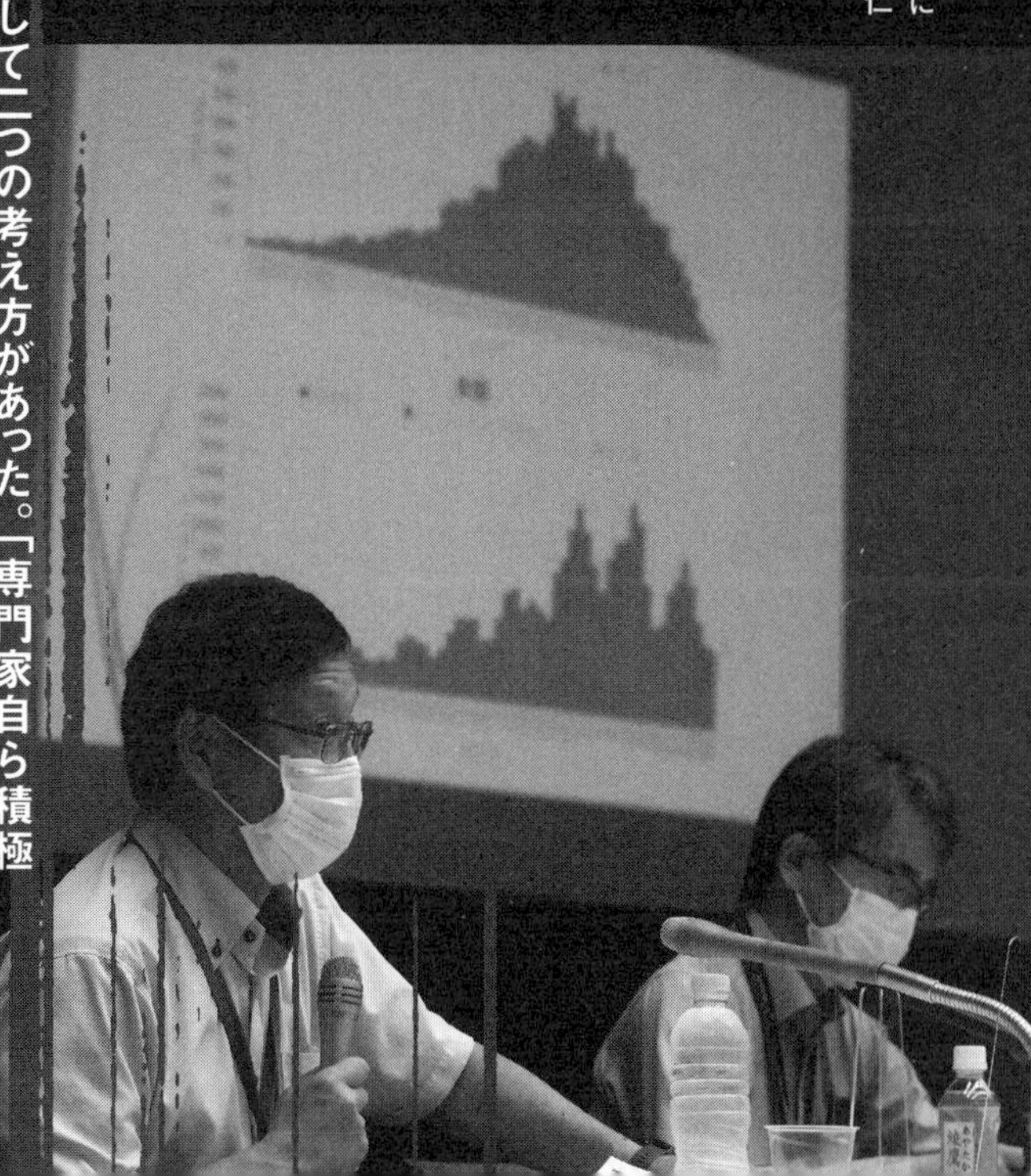

新型コロナウイルス感染症対策分科会後に会見する押谷仁

「出すな」って言ったんだ

その男は「速足」である。

日本の新型コロナウイルス感染症対策の中心で静かに動きつづけたその男、東北大学大学院教授、押谷仁の腕には登山家が愛用するガーミンウォッチ。山岳部に所属した学生時代は年間百日、齢六十を過ぎても五十日は山に登る。健脚なのだ。

そんな押谷をようやく捕まえたその場所は、一回目の緊急事態宣言も終わりに近づいた二〇二〇年五月二十一日、首相官邸の斜め前に位置する中央合同庁舎八号館だった。

この建物は、「官邸主導」の政治と関係が深い。

官邸に向き合った内閣府本庁舎は六階建てだが、南側の斜面地にあった別棟は増築を重ね、何年か前に十五階建てにまで背が伸びた。首相を補佐する内閣官房と内閣府の定員は、自民党が政権を奪い返した一二年とくらべ一割近く、中央省庁再編が行われた〇一年と比べると二割も増えている。

はじめて出された緊急事態宣言を解除する政府方針を了とした有識者会議「基本的対処方針等諮問委員会」(後の基本的対処方針分科会、構成員は新型コロナウイルス感染症対策分科会とほぼ重なる)が開かれていたこの日、会議を終え部屋から出てきた構成員らが一人、また一人、記者を引き連れ、その発言内容を明かしながら歩く。私は、一群が去った後に飛び出してきた押谷を追いかけた。押谷はコメントをしない姿勢を貫いたが、ある問いかけにだけ、本心を口にした。

「あれは出すべきではなかったと思う。『出すな』って僕はいったんだよ」

訊ねたのは、厚生労働省クラスター対策班を押谷とともに牽引した二十近く歳下の若手研究者、北海道大学大学院教授の西浦博が、「対策を打たなければ死者は四十二万人になる」とはじいた試算のことだ。

数理モデルを通じてウイルスを可視化してみせた西浦は、第一波の感染拡大期に「人と人の接触を八割減らせば一ヵ月で感染者を急減させることができる」としたから「八割おじさん」の愛称で注目を一身に浴びた。その一方、感染者が目に見えて減る時期に入ると「おおげさだった」「政治的思惑で煽(あお)った」といった批判が向けられるようになっていた。

ただ、理由を問う隙を与えてはくれず「次の予定が」と小声でいった押谷は鋭角にターンし、速足でエレベーターの扉の向こうに消えた。

「ハリボテ」の危機管理センター

私が取材で足を踏み入れた二〇年五月、日比谷公園に面した中央合同庁舎五号館の十一階と十二階に、それぞれ三十坪足らずの二つの会議室があった。

「厚生労働省クラスター対策班」の詰め所だ。疫学分析で戦略を担う、押谷仁率いる東北大学・新潟大学・長崎大学などの混成グループが十一階、数理モデルによるデータ分析を担う、西浦博の北海道大学のグループが十二階にそれぞれ陣取り、合わせると三十人ほどのチームになった。発足当初の二月には六階の大部屋に全員一緒だったが、人手が足りずに大学院生らを増員するうち手狭になって二つの部屋に引っ越した。

政府が新型コロナウイルス感染症対策の「基本方針」を定めた二月二十五日、厚労大臣の加藤勝信の参謀としての機能を期待された。

加藤は官僚への細かい指示で知られるベテラン政治家だが、尊大ではない。むしろ〝前に出過ぎないスキル〟は出身の大蔵中堅官僚として磨かれた作法があり、強い安倍官邸を意識すればこそ余計に出過ぎない。これが専門家たちの動きが目立ちやすくなる構図の下地となる。いずれにせよ、厚労省から接触者調査のプロフェッショナルたちが、感染者の集団（クラスター）が発生している地域の支援に派遣されることになった。

専門家を取り込むかたちで設置された暫定版危機管理センター、彼らがいうところのイー・オー・シー（ＥＯＣ＝Emergency Operations Center）である。パンデミックがくるたびに待望されてきた「日本版ＣＤＣ」の暫定組織だ。

東北大学大学院教授の押谷は、当初、これを評価した。

「今回、ようやく専門家が政府の中核に入りました。多分こういう危機管理って、日本で初めてなんじゃないかと思います。これはもしかすると、今後の日本が目指すべき1つの姿ではないかなと」（「日経サイエンス」二〇二〇年五月号、発言は二月二十六日）

二〇〇九年の新型インフルエンザ（A／H1N1）当時、国のパンデミック対策にあたり、また、翌年に対策の検証を行った総括会議の構成員でもあった川崎健康安全研究所所長の岡部信彦も、「組織の指揮命令系統に彼らを組み込んだことは〇九年に比べれば進歩」と評価した。専門家の声に耳を傾けようとした姿勢はよし、という限定した言い方に、これまでいくら求めても体制を整えてこなかった政府への恨みがにじんだ。ちなみに岡部は、尾身の三つ年上の一九四六年（昭和二一年）生まれ。西浦ら四十代の若手専門家らから、尾身とセットで感染症対策の〝レジェンド〟と呼ばれていた。

パンデミック対策を担った中枢の官僚機構に知恵が受け継がれていればよい。最大の専門家グループは、医師免許を持った官僚である医系技官のはずだ。だが、前回の危機である新型インフルエンザの後半は民主党に政権が移っており、その時期に活躍した者ほど、「敵に手を貸した」とネガティブに評価され、第二次安倍政権では出世コースから外された。

政治と医療をつなぐ医系技官に代わって、専門家が直接、中核を担う新しいスタイルが見出された。それが、厚労省クラスター対策班である。

ただ、取材を進めると、「ハリボテですよ」という苦笑にも接した。部屋に出入りした研究者の一人が証言する。

「感染が判明した症例について、初歩的な情報を整理するのに膨大な時間を費やしていました。自治体のウェブサイトで公式発表する内容で判るのは県によっては〈××県・六〇代・男性〉程度だから、地元紙の記事でもっと具体的な所在地とか職業を調べて、エクセルに入力するんです。しかもその検索作業を、医師免許を持つ高度な人材がやっていました。地方衛生研究所が調べた生情報は、国立（医薬品食品）衛生研究所で集約されているはずなのに、情報の取り扱いのルールが壁になっていた」

地方の現場と電話会議をつなぐにも厚労省内の無線ＬＡＮはあるにはあるが、脆弱で接続できない。この研究者がつづける。

「ＺＯＯＭを使って地方とつないで会議をやっていると途中で通信が切れるんです。だからメンバーの私物のポケットＷｉ-Ｆｉを持ち寄って机に並べ、綱渡りの通信状態で地方の現場とテレビ会議をしていた。壁面にいくつものＳＳＩＤ（識別子）が手書きされていて、『もうだめだから○○さんの回線に切り替えまーす』とか、『ビデオを切ってくださーい』とかいう間の抜けたやりとりをしていた。国家の中枢の情報環境がこれでいいのか、と思いながらね」

徹夜でデータ分析にあたる若い専門家や大学院生のために冷蔵庫が持ち込まれたが、「電気代を誰が負担するのか」と、口をとがらせる厚労省の中間管理職と班員の間で押し問答になり、すごい形相の押谷が省幹部の部屋に怒鳴り込んで対応を迫る場面もあったという。

官僚機構の中枢部に民間人を組み込んだクラスター対策班は、そんなふうに起動した。

その時、追いかけた

朝の陽光が差し込むクラスター対策班の作業部屋で、もう片方の〝室長〟である西浦に最初のインタビューをしたのは、政府が最初の緊急事態宣言解除に向け急速にアクセルを踏み込み始めたのと重なる二〇年五月の連休明けだった。

多忙を極める西浦を捕まえることができたのは、偶然も重なった。

その一ヵ月前、取材で訪れていた西新宿の都庁一階のロビーで数百メートル向こうに、ふっくらした肩をいからせて歩くワイシャツ姿の西浦が目に止まり、思わず、追いかけた。露出を控えているようだったが、「検証記事を書きたい」と率直に申し出ると、意外にも「検証ならば受けます」といった。何か語りたい思いがあると感じたのは、その時だった。

なぜ、私は彼ら専門家を追いかけたのか。

専門家を主人公にした検証記事は、月刊誌の編集部からの依頼を引き受けるかたちで準備を始めたが、政治に関わる専門家のありようには、私自身も興味があった。

それは、一五年にライターとして独立するまで、私が作家・猪瀬直樹の事務所スタッフとして、十三年近く、政府と向き合う仕事をしていたことと関係している。

小泉政権の道路公団民営化や第一次安倍政権の地方分権改革で猪瀬は、それぞれ法令で設置された委員会の委員を務めた。その猪瀬の下、毎週のように省庁に質問を送り、帰ってきたデータをエクセルシートに落として分析したり発表資料をつくったりした。そこまでは私も楽しめた。委員の立場だからこそ手に入る質と量の資料を分析して、これまで隠されていた談合や高コスト体質の実態を探りあてると、何か世の中のためになっている気分にもなった。猪瀬はそうやってこしらえたネタを発信するのが抜群にうまかった。

幸か不幸か、そんな猪瀬に着目した東京都知事の石原慎太郎が〇七年、猪瀬を副知事に起用した。民間人の起用は都では五十八年ぶりのこと。私も専門委員という非常勤公務員の資格で都庁に入り、内側から行政を見ることになった。好奇心をくすぐられたことは事実だが、このころから、私は「自分は何のためにこの仕事をやっているのか」と考えることが増えた。

作家は科学者ではないが、期待されているのはその第三者性やジャーナリストとしてのチェック機能、あるいはその構想力ということになる。ただ、いったん半歩、そしてもう一歩と行政の中に入れば、職員と一緒にどうしたら国民や都民の利益になるのかを考え、調べ、議論も交わすことになる。仮に意見がちがった場合、妥協するか、押し通すか、説得するか。組織的に解決策を見出さなければいけない。その内部の議論を途中で放棄して批判を外で展開すれば、どうなるか。客観性は保てたようなかっこうにはなるけれど、とたんに対立が生じ、同じ方向を見て仕事に取り組むことはむずかしくなる。

例えば道路公団改革で最大の問題は四十兆円の借金だった。借金返済だけを考えれば一キロも新規建設をしないほうがよいに決まっているが、その一方、医療へのアクセスや経済振興にかける地方の期待を軽んじることはできない。改革と恩恵を両立させようと、「建設を三割削減したらどうなるか」という試算をつくったとたん、こんどは「あの猪瀬は残り七割は建設しようとする建設推進派だ」などと批判が出て、どうしろというのだと感じて閉口した。

メディアは、行政に助言する〝客観的な有識者〟が〝偏(かたよ)った政府〟を指弾する構図に飢えており、そうでない姿は退屈に映る。無事やり遂げてあたりまえ、対立図式を超えて現実的な改善や改革を導き出そうとすれば、こんどは〝政権におもねった〟〝国土交通省寄り〟とレッテルを貼られるものだ。権力の助言者になることは、そんな損を引き受けることでもある。猪瀬事務所で青春をついやした先輩スタッフは、改革プロセスが終わるころには一人またひとりと事務所を去った。

作家は都副知事を経て、やがて選挙に出て知事に当選した。〝情報を独占する行政を内側から見る〟という新しい知的なアプローチなのだ、と語る言葉に嘘があるとは思わないが、私は前向きになれなかった。「あと一年だけ」「つぎの節目まで」という懇請にほだされて——いや、これまでの経験が公職の役に立つんだという青臭い建前を自分でつくりあげて、ずるずる残ってしまったというのが実際のところだ。公職選挙法違反で猪瀬が失脚した時には、本人が徳洲会に足を運んでいたことも五千万円もの資金を受け取っていたこともまったく知らされておらず、腰を抜かした。事実が明るみに出た瞬間はあせったが、次第に「ようやく解放される」という気持ちになったのが本音でもあった。

ひるがえって目の前のコロナの専門家は、どうなのだろう。

未知なるウイルスの拡大に不安は広がっている。専門家に対する国民の期待も大きかった。私には、専門家の思い詰めたような表情が、他人事とは思えなかった。光を浴びることに勇躍たる思いなのか、それとも別の事情があるのだろうか。

コロナ禍が始まって間もなく、二月はダイヤモンド・プリンセス号の船内隔離の十四日間を題材にしたルポを書き、三月はコロナで亡くなった志村けんの追悼ルポを書いた。政策決定の現場を取材するのには出遅れてはいるが、コロナの現場は見てきた自負もあった。虫の目の次は鳥の目で見てみたい、と期する思いは強くなっていた。

コロナ危機という舞台

対面したその日、西浦はなし崩し的に政府が進める対策緩和の判断について小さく嘆息したが、すぐにとつとつと語り始めた。

「もちろん、データを分析してエキサイティングなこともあるし、研究室のメンバーにもいい経験になる。でも本音を言えば、感染症の流行が起こっているなかで決定権限なんて何もないのに責任を問われる。厚労省の中にいていいことなんてほとんどないんです。ただ、自分を育ててくれた国ですので、その国が従来通りの行政対応だけに終始して、みすみす流行が広がるのを黙って見ているわけにはいかなかった」

西浦は大阪生まれの神戸育ち。ソーラーカーやロボコンを愛する科学青年だった十七歳の冬、阪神・淡路大震災が起きた。変わり果てた町で、支援活動に心血を注ぐ医師たちに心を打たれて医師の道をこころざした。

進学した宮崎医科大学（現・宮崎大学）在学中、途上国でのポリオ撲滅プロジェクトに参加して、感染者一人から何人に広がるかを意味する「基本再生産数」を知る。つまりは理論疫学と出会ったと、科学技術振興機構ホームページに載ったインタビューに答えている。

理論疫学の数理モデルは、感染症がどのように広がり、感染者がどのぐらいの期間で発症し、重症化するか、そのプロセスを数式であらわす学問だ。

応用すれば未来の一部を推定することができる。

熱量に満ちた男だ。新しい学問である理論疫学の中心は欧州で、日本には指導者がいない。「第一人者」がいる英インペリアル・カレッジ・ロンドンに客員研究員として潜り込み、以降、ドイツ、長崎、オランダ、香港と国内外を渡り歩いた。

ちなみに門を叩いた先にいた「第一人者」とは、のちにインペリアル・カレッジ・ロンドンの学長にもなるロイ・アンダーソン。ＨＩＶが北米で拡大した一九八〇年代、ヘテロセクシャルとホモセクシャルのそれぞれの性的接触の頻度からアンダーソンらのグループが描き出した流行予測のグラフについて——素人目には数筋の放物線にしか見えないが、西浦は「ほれぼれする」と言った。データ処理に使ったパンチカードをもらい受け、大切にとってあるという。ある友人は科学を偏愛する西浦を「サイエンス原理主義者」と呼んだ。

もちろん、数理モデルには限界もある。

〇九年の新型インフルエンザでインペリアル・カレッジ・ロンドンや世界保健機関（ＷＨＯ）の研究チームが、震源地となったメキシコのデータから致死率を〇・四％程度と推定したが、それは重症者を中心に検査を進めたために得られた数値でその後、その百分の一以下であることがわかり、大きく見誤っていることが判明した。混乱の一因になったこともあるのだ。

その〇九年の新型インフルエンザが流行した当時ユトレヒト大学の研究員だった西浦はといえば、〈致死率が一九五七年のアジア風邪並み〉と算出したり、〈成田の空港検疫は国内感染を遅らせる効果が最大でも半日に止まる〉と実証的に示したりして注目を集めるようになる。

一三年、帰国して東京大学大学院医学系研究科准教授に就任。一六年には北海道大学に研究室を持ったが、研究室員だけでは裾野は広がらない。なんとかしようと、東京・立川にある統計数理研究所での集まりの後、近くの中華料理店で所長に談判して夏の短期コースを始めさせてもらったという。

毎夏、約百人をあつめて十日間、朝から晩まで「数理モデル漬け」のコースを開いている。統計数理研究所からも資金が出るが、西浦も自腹を切って受講者は無料。欧州時代から親交があり、押谷のつてで対策班のサポートに入った空間疫学のスペシャリスト、東北大学大学院教授の中谷友樹は、「西浦さんは、自分の研究が社会の役に立つと信じてひたむきになれる、素敵な人なんですよ」と評価した。

公衆衛生学を日本の医学部という地平で見渡せば、学生が多く集まる場所ではない。とりわけ未開拓の数理モデル研究を世に広める――これを仮に野心と呼ぶならば、コロナ危機は、西浦の最高の舞台といえようか。

国内での流行を予感して上京した二月上旬、西浦が感染者のデータを扱える役所の身分をもらおうと厚労大臣の加藤に上申すると、集団感染が起きていた横浜港のクルーズ船対応でおおわらわだった、通称「ダイヤモンド・プリンセス部屋」に案内された。西浦は振り返る。

「さまざまな推定をしました。とりわけ下船時に陰性と判定された後に発症する人を推定したら、試算がたまたま当たりましてね。それで信頼を得て、頻繁に大臣室にも行くようになったんです」

まもなく、西浦は発足した当初からクラスター班の一翼を任され、専門家会議にも出席を求められるようになる。クラスター対策班がいったん仕切り直すまでの四ヵ月の間に、家族の待つ札幌の自宅に戻ったのは二度だけ。厚労省に深夜まで残ってはビジネスホテルに寝に帰る生活の中で、体重を十キロ以上も増やすほどの重圧にさらされた。

ドーナガ専門家

専門家会議副座長の尾身茂（当時は地域医療機能推進機構〈ＪＣＨＯ〉理事長）に初めて会ったのは、二〇二〇年五月二十二日の夕刻のことだ。全都道府県を対象の発出されていた一回目の緊急事態宣言は段階的に解除されており、前日の五月二十一日には東京、神奈川、埼玉、千葉、北海道の五都道県を残すほか全国で解除する可能性を安倍首相が自ら示唆していた。

尾身は、この第一波の四ヵ月間を「がむしゃらに全力疾走という感じね」と総括した。

専門家会議には、尾身や押谷ら十二人の構成員のみならず、西浦のような公式メンバー以外の専門家も随時参加した。

ウイルス学の国際的な研究者や臨床医など経歴の違う者たちの議論は、時に紛糾したという。「ケンカ、激論もしました。『提言すべきだ』『エビデンスがない』とやり合い、『なんだ！』と声を荒らげもした。それだけ役に立ちたいという思いが強いグループだった」と尾身はいう。

数えてみれば、この最初の緊急事態宣言が解除されるまでに文書として公表されているだけで「分析・提言」を六回、「見解」を三回、「要望」を一回——平均して十数日に一度は何かを発し、その後、尾身を核にして開く記者会見はたびたび二時間を超え、終了時刻は夜半を過ぎることもある。

公式の会議とは別に、「勉強会」という非公式の議論も重ねていた（これは新型コロナウイルス感染症の感染症法上の位置づけが二類相当から五類に引き下げられる二三年五月の直前まで毎週続けられた）。公式の会議だけでは、政府に対する助言の実質的な中身を固めることができないからだ。その多くは土曜日や日曜日の午後イチで始まり、夜の九時、十時までつづくこともあった。オンラインなら妻がパソコン画面にうつらぬよう弁当を押しこんではみるものの、ほとんど手をつけていなかったりした。

そんな尾身をつかまえるのも一筋縄ではいかない。

秘書とやりとりしていても、どんどん予定が変わっていくため、アポイントを取ろうにも「予定を把握していないんですよ」といわれる始末だった。

インタビューの一週間前、三十九県の緊急事態措置を解除した五月十四日の尾身のスケジュールを記しておけば、朝八時三十分から専門家会議（約一時間四十五分）、同十時半から基本的対処方針等諮問委員会（約二時間十五分）、夕刻に安倍晋三首相の記者会見に同席（約一時間）を挟んで、午後八時四十五分から専門家会議としての記者会見（約二時間）。厚労省の建物と弁護士会館に挟まれた真っ暗な小道で、資料でぱんぱんに膨らんだかばんを手に、がにまたで歩く尾身が一人、ハイヤーに乗り込んだ時間は夜十一時をまわった。

パンデミックと向き合う政府の全体の助言役としては、アメリカではホワイトハウスの首席医療顧問のアンソニー・ファウチ（国立アレルギー感染症研究所所長）、イギリスには主席科学顧問のパトリック・バランスや主席医務官クリストファー・ウィッティ、台湾ならマスクの在庫アプリをつくったデジタル担当大臣のオードリー・タンだけでなく「司令塔」をになった陳時中（民間から任用された厚生大臣）――各国で政府のその役をになった専門家がいた。

日本でこうした役まわりを期待されていたのは厚労省の事務次官級の医系技官ポストである医務技監の鈴木康裕だった。鈴木はＷＨＯ出向時代はブルントラント元事務局長に重用され、国際保健の経験も人脈も持ちあわせた政府高官だった。それなのに鈴木は、ほとんど表舞台に登場することはなく二〇二〇年夏に厚労省を去っている（翌年に国際医療福祉大学副学長、二二年からは同学長に就任）。代わって前に出ざるをえなかったのは、尾身だった。

「先生は前に出たいようだから」という言葉を一部の厚労官僚は口にしていた。その言葉のニュアンスは、本音では主導権を取りたいのに、尾身の経験に頼らねばとても対処できないという複雑な心情の裏返しとして「どうぞご自由に」と突き放しているのだった。

東京教育大学附属駒場高校（教駒＝現・筑駒）時代からの尾身の親友、元朝日新聞記者の藤森研は、「目立つ存在で、いつの間にか輪の真ん中にいるんだよ」と話す。逆に短所は足の短さ。『ドナドナ』という歌があるでしょ。その節にあわせて『ドーナガ、ドーナガ、ドーナガドーナガ、ドーナガー』と、彼を囲んで歌った記憶がある。本人の反応？　笑ってたよ。なにしろ隠しようもない。あの独特の憎めない感じにまた、不思議と人が集まってくるんだ」

ちなみに、ドーナガからきた「ドナちゃん」というあだ名が尾身にはあり、高校を出たあとの大学の同窓生たちの間でも通用した。

毎朝五時起きで竹刀を三十回振る。そうして鍛えた安定型の下半身をフル回転させて、尾身は歩き、話し、また歩いた。審議会や委員会の会長でこれほど発信に情熱を傾ける人もめずらしい。そんなことを考えながら、車に乗り込む直前の尾身を捕まえた機会をとらえ、名刺をその手にねじこんで、半ば無理やりにアポイントをとった。

専門家会議の初会合はクラスター対策班発足より九日前の二月十六日だが、もっと前の一月下旬には、すでに厚労省から相談を受けていたという。

「こういう考えでいいかという諮問が早朝、夜中を問わずありました。ただ、次第に諮問に答えるだけでなく、われわれ専門家としての情報分析・提言を積極的にやらないと役割を果たせないのではないか、という感覚が強くなってきたんです」

感染症の専門家グループを率いて尾身は、政府よりも前面に出るかたちで「見解」を発表した。その後、国民の期待を受ける形で存在感が高まり、官邸も無視できなくなる。

「前のめりに発信すれば、出る杭は打たれるリスクも分かっていました。でもプロとして積極的に発信すべき責任もある。毎日が緊迫した状況の中で、随分悩んで夜中まで議論をして、ルビコン川を渡るしかないと覚悟を決めて始めましたから」

「ルビコン川」はローマ帝国とガリア（現在のフランス）の境界だった北イタリアの川のことだ。「賽（さい）は投げられた」と叫んだカエサルがここを渡河して進軍し帝国の政権を握ったという故事に由来する言葉だから、もう後戻りできないという心境だったということだ。

言い終えてにわかに、「あれっ」と指さし、パッと表情を明るくしたのは、取材場所だった出版社の応接室に飾られた小林秀雄の肖像画だった。

「二十歳の頃、飯田橋あたりだったか、タクシーに乗り込む小林さんを目にしたことがある。進路に悩み、たまたま『無私の精神』に影響を受けた時期でね。小林さんがこちらをちょっと見てくれたことを今でもよく憶えていて……」

その瞬間、いたずらっ子のように白い歯を見せた。

WHO十年の経験

尾身は、代々の医者の家系といった出自ではなく、クレーン運転士を父に持つ。

十代後半で外交官の夢を抱くが、二度の転機——ようするに〝回り道〟をしている間に手に取ったのが、小林秀雄の『無私の精神』だった。

WHOの職員として働く道を志したのが三十九歳。WHOなら日本を含めたアジア太平洋地域を管轄する西太平洋地域事務局がマニラにある。そう見定めて派遣してもらうためにと母校・自治医科大学で博士号を取り、厚生省に入ったのが四十歳の年だった。

上司らとの麻雀の場で、リーチをかけるたび「派遣してください」と懇請して翌年、課長補佐というポストで念願のWHO西太平洋地域事務局に入る。

五十歳の時に西太平洋地域事務局長選挙に立候補して、みごと当選を勝ち取って二期十年。

二〇〇六年には、WHO本部の事務局長選挙に立候補して敗れている。もし勝っていたら、ジュネーブで〇九年の新型インフルエンザ、一四年のエボラ出血熱の指揮を執っていたにちがいない。コロナ禍で積極的に発信した尾身の特質は、このWHOでの経験が基礎にある。

〇九年に西太平洋地域事務局長の任期を終えて帰国すると、直後に起きた新型インフルエンザの大流行に対処するために当時の麻生太郎政権から政府の新型インフルエンザ対策本部専門家諮問委員会の委員長を任された。

当時は母校の自治医大教授だったが、一二年には、政府から独立行政法人「年金・健康保険福祉施設整理機構(一四年からは地域医療機能推進機構)」の理事長に任命されている。社会保険病院、厚生年金病院、船員保険病院という三つの由来からなる全国五十七の病院を経営する組織のトップである。

新型コロナ危機が始まった頃は、理事長を務めて八年目の春が近づくころだ。

そんな尾身を、データ分析の面で強力に支えていたのが、「速足」の男、東北大学大学院教授の押谷だった。

SARSの英雄

押谷は、専門家グループの先頭でトップギアに入っていた。暫定的な危機管理センターである「クラスター対策班」と、政府への助言組織である「専門家会議」。その両方に名をつらねていた。

疫学解析のプロフェッショナルで、クラスター対策班が発足する前から国内や海外の感染者データを見つめ、その評価をめぐって厚労省の西浦と頻繁にメールを交わしていたと、日本公衆衛生学会のクラスター対策研修会（二〇年三月二十九日）で明かしている。

のちにクラスター対策に結実する戦略を探りあてようと頭脳をフル回転させ、原稿用紙五〜十枚分相当の現状分析の論考を、数日おきに研究室のブログに書いていた。爆発的な感染が起きていた中国・武漢では、政府が強制的に人の移動を制限する都市封鎖（ロックダウン）が行われていた。なぜそれほどまでの急激な流行が起きているのか。対応の難しいウイルスと向き合う考え方や、医療体制が脆弱な日本が第二の武漢になるリスクがあることなど、一般人でも理解しやすく整理した、骨太の論考である。

マニラにあるＷＨＯ西太平洋地域事務局で出会って以来二十年以上の付き合いになる尾身は、スイッチが入った時の押谷をこう評した。

「理性とか責任感とかいう以前に、精神的、肉体的にこれを何とかしたいという気持ちが突っ走るという感じ。寝食を忘れてやる。感染症にすべてを捧げている」

押谷は都会の出身だった。都立高校の一年の担任を受け持った地学の先生は、岩波書店の『地球物理学』を一年かけて読ませる、という知的でおおらかな授業をした。その頃から山登りが趣味になった。

高校時代は、日本の文化人類学を切り拓いた梅棹（うめさお）忠夫やルポルタージュの名手、本多勝一に憧れ、第一志望の京都大学を受験した。結果は不合格だったが、翌年、東北大学医学部に進み、感染症疫学のエキスパートとしてその名を知られるようになる。

作家の瀬名秀明との共著『パンデミックとたたかう』（岩波新書・〇九年）によれば、国立仙台病院（現・仙台医療センター）の研究員だった一九九一年から三年間、ウイルス研究のため、妻と二人の子を連れザンビアに赴任し、三人目は現地で授かった。麻疹やコレラで数千人が毎年亡くなる環境下で調査にあたった後、米テキサス大学に留学した。医療事情の改善にはウイルス学でなく、公衆衛生学を修める必要があると痛感したからだ。

〈医者の考え方は、一人の人に対していかに最善を尽くすかという考え方ですよね。それが、公衆衛生学の考え方では、人間の集団として何がベストかという考え方をするんです。もちろん、個々の視点も必要なのですが、同時に全体的な視点も求められます。その考え方や視点が医学教育を受けてきた人にはなじめないですね、医者としての経験やスキルとまったく違うところがあるので。社会全体としていま何を優先して考えなくてはいけないかとか、社会の中でこの問題をどう考えるかとか〉（『パンデミックとたたかう』）

たしかに、公衆衛生上必要な情報公開や渡航自粛といった対応策は、しばしば国家の利害と対立する。時には、政治権力や大衆と対話を保ちつつ突破口を探らねばならず、心理学や戦略的な思考も求められるのだ。

押谷が国際的な注目を集めたのは、ＷＨＯでアジア地域の感染症対策の責任者だった〇三年、重症急性呼吸器症候群（ＳＡＲＳ）と対峙した時だ。

原因不明の肺炎が中国・広東省で流行している――。二月に断片情報を入手すると即座に北京に乗り込んで、「収まった」と繰り返す当局者に食らいついた。二週間かけた粘り腰の交渉で、非公開を条件としながら情報交換の会議開催にこぎつける。『世界を救った医師』（日本放送出版協会・〇四年）によれば、感染者が当初公表の二倍にあたる七百人、死者は五倍の二十五人に上っていること、患者のX線写真は、中国当局の言い分とちがってウイルス性肺炎の徴候を示していることを確認した。

さらにハノイの病院で蔓延した新型肺炎の状況も確認すべくベトナムに入り、マニラに戻れば対策チームを立ち上げた。

この年の七月、WHOがSARSの終息を宣言すると、現場の要の役割を担った押谷の評価は、国内外で急騰した。「ニューズウィーク日本版」（〇四年十月二十日号）は「SARSを食い止めた前線指揮官」と題した記事を掲載し、月刊「文藝春秋」（〇六年一月号）も「世界に輝く日本人20」という特集の中で元国連難民高等弁務官の緒方貞子やバイオリニストの五嶋みどりと並んで押谷を取り上げ、「鳥インフルエンザ対策の切札」と書いた。当時四十四歳の押谷は紛れもない若き英雄であり、それは今回、四十二歳で脚光を浴びた西浦と重なって見えた。

国民の視線が集まる

〇三年のSARSは、患者の多くが重症化したから、感染源をほぼすべて辿ることができた。これに対し新型コロナが厄介なのは、無症状の感染者が多いことだ。誰から誰にどう拡がっているのか、認識できないまま感染が拡大する。

ＳＡＲＳの収束をみたところ、「このウイルスの感染性が高くなったらたちの悪いウイルスになる」――そんな議論をしたことを押谷は記憶していた。想定をしたことはあっても、実際にその現実と向き合ってみると、対処は簡単ではない。未知の要素は、ウイルスそのものだけでなく、社会の反応にも内在しているからだ。

流行初期のデータを根拠に押谷が「日本で『見えない』感染連鎖が進行している蓋然性も相当高くなっている」とブログに記したのが二〇年二月十二日。その翌十三日、感染経路が分からない患者が東京や和歌山で立て続けに三人も現れ、国内で初の死者も出た。

十三日を境に、大規模な感染連鎖が拡がっているリスクは明確になり、政府は十四日、「新型コロナウイルス感染症対策専門家会議」を立ち上げた。

初会合は、前述の通り、二月十六日である。

この会議の座長には国立感染症研究所所長の脇田隆字、副座長に尾身。そこに押谷のほか、座長が出席を求める者として、間もなく西浦も加わることになる。

もともと、クルーズ船対応に追われていた厚労省が、二月上旬から大臣の私的諮問機関、すなわちアドバイザリーボードとして専門家の意見を聞く仕組みを急造したが、布陣もそのまま、政府全体の助言機関にシフトさせた。事務局は内閣官房、会合の場は引き続き厚労省で行う、という異例のたてつけになった。

その異例ぶりにまた、国民の視線が集まった。

第二章
政敵
——2020年4月

その使命感から、前のめりに声を上げた専門家に人々の注目が集まった。それは同時に、どんなピンチも危機管理に力を示すことで乗り切ってきた安倍官邸にとって、これまでにない危機でもあった。尾身ら専門家たちは忖度を避けつつ、危機管理の実を取ろうとする。

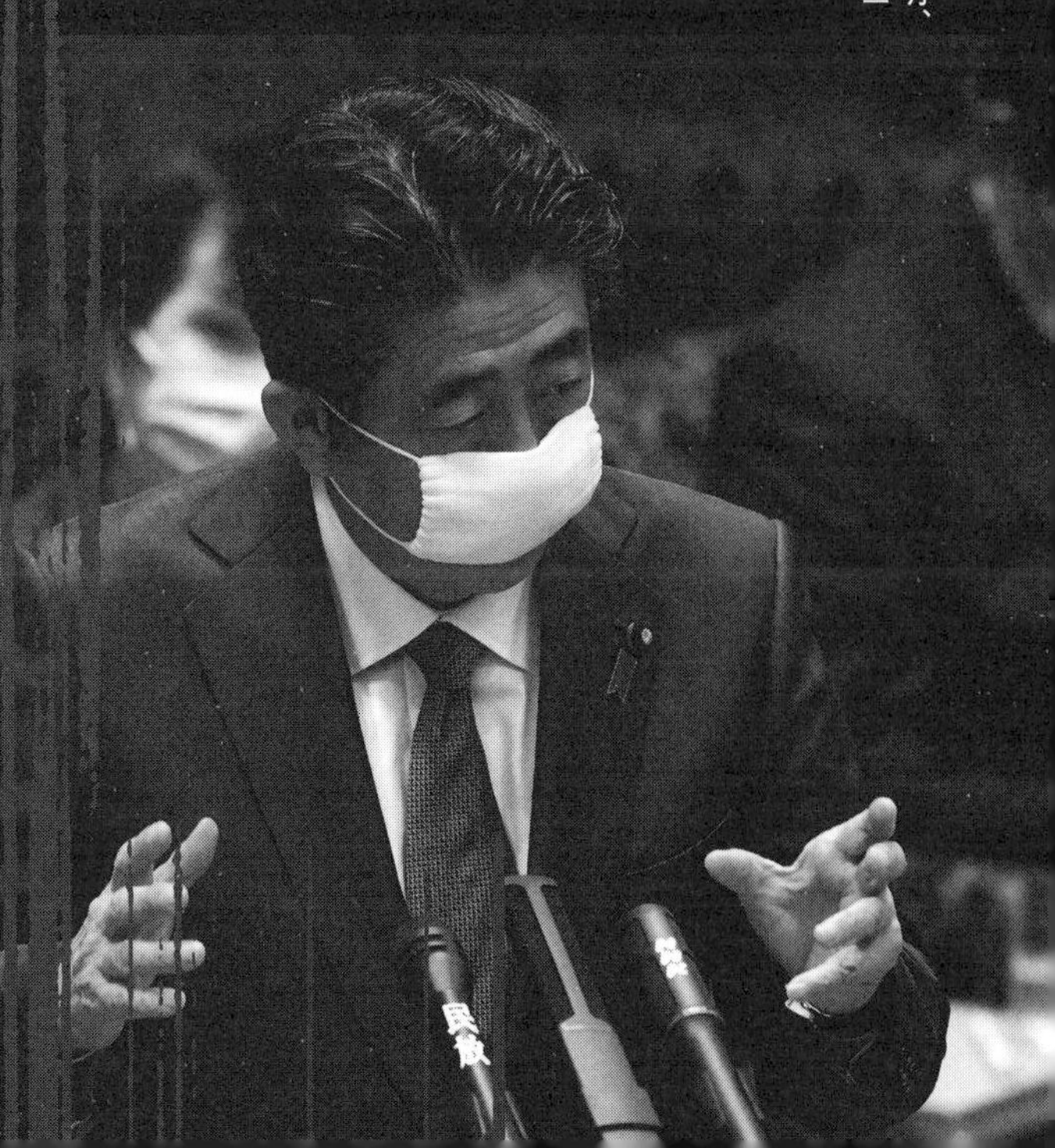

2020年4月、「アベノマスク」をつけた安倍晋三

二つのスピード

二〇二〇年二月は、安倍政権に対する不信感の膨張期であった。

新聞には「桜を見る会」前夜祭をめぐる国会での追及が連日のように報じられた。森友学園問題、加計学園問題につづく、安倍自らに関係する不祥事である。

「事務所は関与していない」「領収証や明細書はない」「差額は補塡(ほてん)していない」という答弁の矛盾がホテル側の説明などを通じて浮かびあがると、朝日新聞の世論調査(二月十八日付)で、安倍の説明に「納得できない」と回答したのは七一%に上り、「納得できる」の一二%を大きく上回った(のちに安倍の辞任後に秘書が政治資金規正法違反の略式処分を受ける)。

この首相への疑念の膨らみが、謎の新型肺炎に対する恐れが膨らんでいく時期とも重なった。

中国で累計感染者数が一万人を超えたのが二月一日。この日までの日本の累計感染者数はわずか二十人で、日本人にとって新型コロナのパンデミックは対岸の火事だった。ところが三千七百十一人の乗員乗客を擁する豪華客船「ダイヤモンド・プリンセス号」が二月三日夜に横浜港に到着した後、乗客を客室に隔離する措置をしたのに感染者が次々と増えると、「政府がやった船内隔離は悪手だったのではないか」と受け止められた。

東京で暮らす私にもどこか遠くに感じていたウイルスの存在感が急に切迫して感じられた。一言でいえば「不安」だ。隔離された英国人乗客がもらした「浮かぶ監獄」という言葉が伝えられたり、志願して船内に入り追い出された感染症が専門の神戸大教授の岩田健太郎が「(船内は)カオス」と〝告発〟する動画を公開したりして、その不安は増幅していく。

後に「隔離は有効に行われた」と専門家の評価が定まることにはなるが、この当時は、政府の不祥事への怒りと混ざり合いながら、国民の不満と不安が高まっていった。

船内隔離された人たちにオンライン取材するテレビのワイドショーに視聴者が釘付けになっているころ、専門家たちは各地で広がり始めた感染クラスターの二つのスピードのインパクトに頭を悩ませていた。

その一人は、臨床医の立場で専門家会議に出席することになった都立駒込病院感染症科部長の今村顕史だ。駒込病院は、明治期のコレラ流行時の「避病院」にルーツがあり、一月下旬に到着した中国・武漢からのチャーター便の帰国者以降、東京都のコロナ患者受け入れの中核でありつづける。

今村は、日本エイズ学会で理事も務める感染症のスペシャリストだ。とはいっても単に疾患だけを診る医師とは少しカラーが異なり、エイズの治療を通じてセックスワーカーや外国人コミュニティーといった行政から取り残されるリスクの高い人々にアプローチしてきた。社会的な感性を持ち合わせた〝駒込病院の赤ひげ〟である。

最前線で今村が着目した一つめは、「悪化するスピード」だ。

「ダイヤモンド・プリンセス号からの患者が来ていたころは、クルーズ旅行を楽しむ余裕がある階層だけあって四、五十代でも慢性疾患を持つ人が割と多かったんです。そうした人たちが肺炎を発症すると、わずかな時間で次々と悪化しました」

また、すでに市中での感染者も出ていた。今村は、歩いて病院を受診したその日のうちに人工呼吸器を装着せざるをえなかったり、中等症から次々と重症化していったりする患者を目の当たりにしていた。

厚労省の診療の手引きによれば、軽症では、パルスオキシメーターで測る血液中の酸素の値が九六％以上あり、咳は出ても息苦しさはない状態のことを指す。中等症Ⅰならば酸素の値が九三％から九六％の間だが、息苦しさを感じたり肺炎の症状が出たりする。中等症Ⅱでは酸素の値が九三％以下、自力呼吸が難しいために酸素投与が必要になる。さらに肺炎が悪化して重症となると、全身に炎症が出て、集中治療室や人工呼吸器を備えた病院でなければ処置ができない状態である。

少し時間を先取りすることになるが、三月下旬にコロナで急死するコメディアンの志村けんも急激な悪化に見舞われた一人だ。倦怠感に襲われた二日後には発熱して呼吸困難に陥り、最初の異変から十二日後に亡くなった。

異変から三日目に訪問診療で様子を見た主治医は、「ひと目でいつもの志村さんでないと分かり救急車をお願いしました。血中酸素飽和度が異常に下がっていて、病院で撮ってもらったレントゲンにはもう肺炎像が映っていた」と語った。

ちなみにインフルエンザでは一般的に、感染してから肺炎を起こすまでに数日から一週間程度のタイムラグがあるとされる。ところがコロナは、感染から肺炎まで早い患者でたった二日だった。

この差は、肺炎にかかるメカニズムに鍵がある。

細菌感染への抵抗力が落ちたことで二次的に細菌性肺炎にかかる、という順序で進行するインフルエンザに対し、コロナは、ウイルスそのものが短時間のうちに肺炎を引き起こすという。

連日、百人以上の感染者を受け入れた自衛隊中央病院（東京都世田谷区）が全患者について入院時に胸部ＣＴを撮影すると、無症状でも、かなりの割合で肺炎像が確認されていた。ウイルス性肺炎は通常、肺炎像が出ていれば症状が出るのに、コロナは自覚症状が薄く、進行を見逃しやすい。

感染症が流行するかどうかのポイントは「感染の広がりやすさ」と「どれだけの割合で重症化するか」の掛け算だと言われる。新型コロナは、肺炎にかかっているのに元気に動き回る人たちが図らずもウイルスを広める機能を果たしてしまう。

これに比べ、二〇〇三年に世界三十の国と地域で流行したＳＡＲＳの場合、感染者のほとんどが肺炎を起こす上に、致死率も高かったため、宿主（しゅくしゅ）の死により感染にブレーキがかかりやすかった。これに対し、新型コロナでは、軽症や無症状の人も感染力を持っており、おのずと感染者が増えていく。このため、封じ込めが非常に難しくなる。しかも、一定割合は重症化して死に至るのだ。

「国を揺るがす危機になる」と今村は憂いを深めた。

今村が着目したもう一つは「感染が広まるスピード」だ。

駒込病院で入院患者が急速に増えたのは、少し先の三月半ばのことである。

三十床の感染症専用病棟（一フロアの一ブロック）が満杯に近づき、別の一病棟も「翌週から別の一般病棟をコロナ専用に変える」と決めた。だが週が明けるとたちまちその病床も埋まり、翌週に追加でまた一棟、さらに次の週には三つめの病棟を準備せざるをえなくなった。

「医療崩壊というと、（中国）武漢から伝えられていた、病院で診療を待っている人が待合のベンチで横になっているようなイメージを持たれた人が多かったと思います。しかし、臨床の現場で感じていた〝最悪のシナリオ〟はもっとシビアなものでした。足りないのはベッドというより人なんです。入院患者が人工呼吸器をつけるほど重症になると、診療する医師はもちろん、かなり多くの数の看護師が二十四時間体制で交替しながら対処しないといけない」

医師や看護師を確保しようとすれば、がんや心疾患も含む一般医療から人を割くほかはない。一般医療の水準を落とさざるをえなくなるし、拡充作業をしている途中段階で破綻するのではないか、と今村は懸念していた。

アイスホッケーマン

ただ、二月の初めは、国内流行の危機感が伝わっていくにはタイムラグがあった。

国立保健医療科学院の健康危機管理研究部長（当時）の齋藤智也は、武漢からのチャーター便帰国者の待機場所となった埼玉県和光市にある勤務先の施設にいた。次々に到着する帰国者の食事の手配や健康チェックなど世話係に大忙しで、「早晩、風邪と判断されるのではないか、ならば早くしてくれよ、という気持ちがよぎった」と語る。

厚労省の旧知の課長から手伝ってほしい、と電話があったのは二月二十二日土曜日。「地方のコロナの発生状況をリスク評価する。だから専門人材を送り込む新組織を立ち上げる」とのことだった。

健康危機管理を専門にする齋藤の原点は、慶應義塾大学医学部在学中、「これからは新興・再興感染症の時代だ」と唱えた寄生虫学の指導教授の言葉にある。

エボラ出血熱をモデルにしたウイルスのパンデミックを描いた映画にも影響を受けた。一九九五年に公開された『アウトブレイク』は、ダスティン・ホフマン演じる米陸軍所属の変わり者の軍医が主人公の物語だ。アフリカ・ザイールの村を襲った謎の出血熱のウイルスがアメリカに持ち込まれ、人口二千六百人の町で爆発的な感染が起きる。地域を封鎖したうえに、隠密にすすめてきたウイルス兵器開発が明らかにならぬよう町ごと消滅させてしまおうとする軍上層部に対し、軍医はアフリカから持ち込まれたサルが感染源であることを突き止め、軍の動きをたった一人で阻止する。

エボラでパンデミック？「映画の中の作り話」と思われるかもしれないが、一九八〇年代、アメリカではサルの飼育施設で空気感染したとしか考えられないエボラの流行は実際に起きていて、現実に起きうる感染症クライシスだ。データと論理と行動力で、危機を最小化してみせたダスティン・ホフマンの姿は、齋藤の心に魅力的に映った。

大学院では基礎研究に五年をついやしたが、厚労省の特別研究で生物テロ対策を扱ったことが転機になり、米ジョンズ・ホプキンズ大学の公衆衛生大学院に留学した。帰国後、厚労省に人事交流で招かれ、健康危機管理対策室に三年間在籍して行政経験も積んだ。学生時代は体育会アイスホッケーで鳴らしただけあって、まわりのプレーヤーの動きに目配りが利いているところに齋藤の持ち味がある。

ちなみに齋藤は西浦と同じ四十代で、結婚式にお互いを招くほどの古い仲だ。二十年近く前、海外を武者修業して渡るとんがった生き方の西浦を「数理バカですよ」と呆れた顔で評しつつ、その武器の鋭さの最大の理解者でもある。

「もう一ヵ月休んでない」と、電話をかけてきた厚労省の課長はいった。齋藤は、一日だけはさんで二月二十四日月曜日に役所に行くことにした。世間では、天皇誕生日の振替休日となった三連休の最終日である。霞が関に赴くと、官民連携の「クラスター対策班」のチーム設計が仕事になった。この二月二十四日月曜日が、大きな一日となる。

箱根山からのSOS

この月曜日に進む前に、もう一つ、ふれておきたい〝戦場〟がある。そもそも暫定的なEOC(危機管理センター)がもとめられたのは、上陸前からこの未知のウイルスと取っ組み合い、攻めあぐねていた本来のＥＯＣが大変なことになっていたからだ。

「箱根山」――首相官邸がある永田町から六キロほど北西、早稲田大学のキャンパスと明治通りにはさまれた標高四十四メートルの丘は、地元ではそう呼ばれている。江戸時代に尾張徳川家のため箱根を模した庭園として造成され、明治から昭和初期にかけては陸軍軍医学校が建った。この丘のまん中をつらぬく通りに、いまは、国立感染症研究所が建っている。ここが本来のＥＯＣだが、すでにパンクしかかっていた。

感染症疫学センター長の鈴木基の居室は地下にある。

長く長崎大学熱帯医学研究所を拠点に感染症医をしたり、ベトナムやフィリピンに実際滞在しながらフィールドの感染症疫学に携わったりした後、一年前にこの箱根山の中心セクションのトップを任されていた。

二〇二〇年の年明けから、霞が関の厚労省に大臣の加藤を、所長の脇田隆字とともに訪っては深夜に官舎に戻る日々がつづいた。各方面のハブになるポストだけに鈴木は超多忙で、私がインタビューをしたのは一年後、二一年になってからだ。さまざまな会議で目撃するたび、いつも誰かと情報交換しているが、シニアの研究者と話すときも官僚や若手研究者と話すときも、いつもクールな表情を崩さない。私は勝手に〝箱根山の笑わない男〟と呼んでいた。

インタビューを始めると、丸刈り頭を撫でながら鈴木が述懐した。

「混乱していました。当初は武漢で何十人かといっていたのが、タイで症例が見つかった、というあたりからもうかなり広がっているのは間違いない、とわかってきた。それからというもの、新しい危機のスイッチが次々と入っていった」
感染症疫学センターの使命は、検査やサーベイランス（ウイルスの拡がりの監視）の体制づくりに始まり、データ分析、エビデンスの提示、そして厚労省に報告をあげて政治決定につなげることだ。だが、あまりの混乱を前に、充分にその機能が果たせるような状況とは言いがたかった。

例えば、一月に見つかった国内第一号患者は、陰性と出た後、改めて検査すると陽性になった。厚労省から「なんでひっくり返るんだ」などと詰められるのだが、中国からの断片的な情報以外、データはほとんど手元になく、鈴木は答えに窮した。感染症疫学センターには三十人ほどの手勢がいたが、チャーター便帰国者やクルーズ船の隔離ミッションで出払っていた。少し先の話になるが、四月下旬に長崎港に停泊中の大型クルーズ船「コスタ・アトランチカ」で感染者が確認されると、鈴木自身が長崎に飛んで県庁とともに対策に当たることにもなった。鈴木は「国内症例が見つかり始めると次から次へとクラスターが出るし、呼び出しが絶え間なくある。もう立ち行かなくなりつつあった」と振り返った。

クラスター対策を機能させるためには、データを集める「手足」と、戦略を編みだす「頭脳」が必要で、感染研の枠を取っ払い、国際的な経験もある押谷や西浦を招き入れて改めてEOCをつくるしかない、というイメージは、鈴木とその上司である脇田の間で早いうちに固まっていたという。

連休明けの二月二十五日に厚労省に集められた面々は、医学部の主流の研究分野から見ればアウトローの個性派揃い。尾身や岡部信彦（川崎市健康安全研究所所長）といった昭和二〇年代前半生まれの〝レジェンド〟が要となる専門家会議とはカラーが違い、クラスター対策班はいわば〝青年将校〟ともいうべき昭和四、五〇年代生まれの鈴木・齋藤・西浦らが中核で、二つの年齢層にはさまれた昭和三四年生まれのＷＨＯでＳＡＲＳ対応の経験もある押谷がリーダーである。クラスターつぶしという目的で集められたこともあって、自分の持っている武器でその戦（いくさ）に貢献したいという熱気に満ちていた。

齋藤は「いきなり結束できた」と語る。

糖尿病やがんの専門医ならば、現代医療のニーズも高い。職場にめぐまれれば経済的にも安定したライフコースを見出しやすい。ここで集められた公衆衛生家たちは、そうではない道を選んできた、素朴さやまっすぐさを備えたタイプの者が多いように私には見えた。

危機の初期、そうした男たちが衝突しながら強く結びつき、試行錯誤にあたった事実は、数少ない幸運ではなかったか。もちろんその時、当の本人たちにそれを味わっている余裕もなく、日々明らかになる数字に青ざめたり、一転、表情を明るくしたりのジェットコースターの日々だったが、間もなく〝成果〟が出た。

「決めきる」サイクルが頓挫する

一週間ほど前に時計の針を巻きもどす。

「尾身さん、どうもおかしい」

二月半ば、押谷からこう報告があったと尾身はいう。

「感染者の接触歴を調べても、濃厚接触者から感染者が全然出ない。感染者五人のうち感染させているのは一人だけ。なのに実際に流行は起きている。不可解なんです」

押谷の専門分野である疫学解析は、メカニズムが解明されていない段階であっても、感染者の共通項を洗い出すことで将来の感染の回避につなげる洞察力がものをいう。

尾身が、その時の押谷の着想についてこう補った。

「押谷さんの言い方でいえば、『後ろ向き調査』をするのだと。ある地域に複数の感染者が出たら、その濃厚接触者だけでなく、感染者の『後ろ』、つまり過去を遡(さかのぼ)って聞いていく。すると複数の感染者の過去の行動歴から共通の感染リスクがあった場所が見つかるから、そこに来ていた人を調べよう、と。諸外国のように（時間の流れにそって）前向きに感染者の濃厚接触者も調査してはいますが、ほとんどは感染していないから、そこに重点をおくと効率が悪くなるんです」

突破口は、クラスター対策班が発足した二月二十五日からの四日間で急速に見えてきた。

〈閉鎖環境は、そうでない環境に比べて一八・七倍感染しやすい〉

後に日本の常識となる〝三密〟の基礎となる解析を行った西浦は言う。

「最初に奈良県のバス、千葉県市川市のフィットネスクラブといった初期の国内の伝播の共通項を調べ始めました。換気の悪い屋内で伝播が起こっているのは確実でした」

過去に遡っていく「後ろ向き調査」で見つかったのが、ほかに北海道北見市の展示場クラスターや大阪市のライブハウスだ。

たとえば、市川のフィットネスジムを利用する五人の女性の感染が判明。フィットネスや岩盤浴など利用目的はばらばらだが、保健所の職員が記録を詳しくたどると、全員がある時間帯に同じ場所にいた可能性が浮かびあがった。狭く窓もない更衣室で、特定の時間にいたのである。そこにいた人を見つけ出して監視下に置くことができれば、感染連鎖は断ち切れる。

問題は、感染経路の分からない感染者だった。押谷はこれを「孤発例」と呼んだ。背後に、検知されていない多くの感染者の存在が疑われた。

本格的な国内流行を前にしたこのころ、日本は「戦略」を構築する必要に迫られていた。中国では一月下旬から、武漢でロックダウンが続けられていた。人の外出や移動を厳格に制限した上、地域全体に徹底的な検査を何度も行い、感染を封じ込める――感染者ゼロを目指す戦略を取った。実際、中国は感染者数を減少させることに成功していた。そのことを横目に「日本もロックダウンをせよ」と声高に叫ぶ意見も出ていたが、日本では強制的に人の移動を止める法的な根拠がなかった。

新型インフルエンザ等対策特別措置法改正に向けて政府は動き出していたが、中国のような強権策を取れば、経済にはとてつもないダメージを及ぼすばかりか、「戦前に回帰するのか」という大きな反発が予想された。そのうえ、一日の検査キャパシティは隣の韓国の十分の一と呆れるほど貧弱であった。

中国とは反対に、スウェーデンのように、最初から感染者が増えることを許容して、集団免疫を獲得する戦略を取る国もあった。イギリスもその策に踏み出しかけたが、首相のジョンソンが数日で引っ込めたのは、重症者の数をコントロールできずに死者が急増するという予想が示されたためである。

押谷は、どちらの道も日本の取るべき道ではない、と見ていた。

では、どうするのか。押谷や西浦がクラスター対策班の初動の取り組みで見出した「感染の場（条件）」を特定できれば、対策をその点に集中させることで、強権的な手法を取らなくても感染のスピードを遅らせることができると考えた。中国方式とスウェーデン方式の中間的なあり方ともいえた。

専門家が打ち出した基本戦略

〈これから取るべき対策の目標は、感染のスピードを抑制し、可能な限り重症者の発生と死亡数を減らすことです〉

こう基本的な考え方を専門家会議で発表したのも、ほぼ同時、二月二十四日月曜日の朝に開かれた第三回会合の場であった。

厚生労働省の会議室で、加藤大臣臨席のもと午前十時に会合が始まると、尾身が手を挙げて発言を求めた。政府から個別の諮問には答えるのは当然として、それに加えて、「私どもの全体の戦略や考えを述べさせてもらえませんか」と尋ねた。

これには前段がある。二月十四日の発足後間もなく、尾身たち専門家は迫りくる国内での流行に備え、急ぎ戦略の全体像を示すよう求める非公式の意見具申をしていた。ところが、政府はクルーズ船対応に忙殺され、一週間しても肝心の厚労省から対策が出てこない。このままでは国としての戦略を欠いたまま大流行が始まりかねない。見るに見かねた尾身たちは大急ぎで議論を重ね、専門家会議としての独自の見解を拵えたのであった。

厚労省の動きが鈍い理由は、第一章で記した通り、パンデミック対応の経験を持つ官僚が不在だったからだ。現在の幹部たちには専門家に主導権を握られたくはないという意識が働いていたが、大臣の加藤にとっては作成者が誰であろうと、この際、放置していればあとで自分の責任問題になりかねない。

加藤の了承を得てこの日の午後に提出した意見はたちまちメディアに伝わり、尾身はその日の夜七時のＮＨＫニュースに出演することを求められ、さらに夜九時から、脇田、尾身、岡部の三人が厚労省九階の会見室で内容を説明することになった。

「見解」は、これから一、二週間が急速な拡大に進むか、収束できるかの瀬戸際だという現実を突きつけた。そして「我々市民それぞれができること」として、自宅で療養すること、集会や行事の開催を控えることといった行動の自粛を国民に求めた。

「そのまま感染が広がれば、医療や検査がパンクする可能性があるのに、専門家として何も言わなければ、歴史の審判に耐えられないのではないか。そんなやむにやまれぬ思いから出た行動でした」と、尾身は振り返る。

　ニュースのみならずインターネット中継されたこの会見は、国内流行への危機感を一気に高めた。専門家会議の求心力が急速に強まり、ひるがえって官邸のそれは弱まった。ちなみに、こうした提言は一回で終わりのはずが、その後の三年で百もの提言を政府に提出することになる。政府の諮問に答えるのではなく、専門家自ら発信した最初であった。

　朝日新聞の検証報道によれば、専門家の見解に、安倍首相は「もう一度、専門家会議を開くことはできないのか」と苛立った様子だった。事前調整なしに、一、二週間で「成果」が求められる「瀬戸際」にいきなり立たされた、と認識したという（「朝日新聞」二〇年七月十五日付）。だが、尾身によれば事前の根回しは行われており、むしろ想定外の国民の注目の高さに慌てたのが真相のようだ。

　安倍内閣は、森友・加計問題があってもぐらつかなかった。最高権力者として遅滞なく決め切るのが官邸一強政治の強みであった。官邸の権力の演出に最も都合がよい決定プロセスを選ぶことができ、国会議員も官僚も、そのシナリオに寄り添った。だが、コロナ危機で、その決め切るサイクルは頓挫した。専門家は、ことさら内閣のサイクルをかき乱そうとしたわけではなく、敵であるウイルスの動きを探り、拡大を止めようと必死になっていたのである。

　これに対し、医療と政治をつなぐ役割を奪われる格好の官僚たちは、専門家の独自見解に懸念を表明し、出すにしても「個人として言うんですよね」と念押しした。尾身はいう。

「前のめりだったと思いますが、『嫌われたくない』という理由で言うべきことを言わない、つまり〝忖度〟することは専門家としてやるべきではない、と。意見を表明することが、政府や官邸から必ずしも快く思われないことはわかっていました」

政権の強みとされてきた危機管理で批判が高まり、苛立ちを強める官邸にとって、専門家が気になる存在として静かに立ち現れ始めていた。

先進国のトップバッター

二月下旬、世間の注目は、新規感染者が突出して増えていた北国へと転じた。

クルーズ船の船内隔離の様子を取材した雑誌記事を校了した二月二十八日の夜、私は帰宅途中で下車した三軒茶屋で品薄のマスクを物色していた。するとそこに月刊誌の電子版担当の編集者から何やら慌てた声色で電話があった。

いわく「広野さんが以前（コロナ前）に書いた鈴木直道北海道知事の評伝記事が今、猛烈な勢いで読まれています」という。二ヵ月前の一九年十二月に発表した拙稿は、それまでお世辞にも読まれているとは言えなかったが、ほかにこの若き知事の半生を一万字近い紙幅で紹介した記事がネットにはなかったからにちがいなく、世の中の鈴木への関心の沸騰に、直接ふれた気持ちになった。

「鉄腕抗疫（凄腕で疫病と戦う）」と中国のSNS「微博」でもてはやされ、あるいはニューヨーク市長のビル・デブラシオが北海道の対策に言及した。世界の目が当時三十八歳、日本の政界でもまだ無名の道知事、鈴木に集まっていた。

二月二十八日、すなわち小中学校の一斉休校要請を出した二日後に独自の緊急事態宣言を発した。第一波初期の矢継ぎ早の対策は、「北海道モデル」と呼ばれた。

北海道は、インバウンド拡大の恩恵を受け、中国人観光客の人気が高い地域である。そうした中国との近さが流行拡大の一因となった。折しも、二月四日から十一日までさっぽろ雪まつりが開かれていた。最初の感染者が確認されたのは一月下旬、中国・武漢から春節を利用して観光に来ていた四十代の女性だ。続いて五十代の日本人男性の感染が確認された。発症前二週間に渡航歴はなく、もっと前から広がっていたことはまちがいなかった。

全国で北海道だけは連日、新規の感染者が出て、二月十八日には道内で十人が発症した。札幌に偏るならまだしも、ばらばらに広がっていた。そして二月二十一日、児童二人の感染が判明すると、別の地域で給食配膳員や教員といった学校関係者にも感染が相次いで判明し、保護者にパニックの兆しが現れていた。知事の鈴木には、「教職員の間で対応をめぐって意見が割れている」という報告があがってきていた。

対応のスタンダードがこの時はまだ、国内はおろか国際的にも見えていなかった。

地球儀サイズに視野を広げてみると、前年から震源地とされていた中国・武漢では強力なロックダウンによって感染者が減り始めていた。対照的に、欧米では、感染爆発の前夜にあたっていた。それまでは西側各国の間では、三月上旬まで「中国の次はアジアで広がり、欧州はその後だろう」と対岸の火事と見られていたふしがある。

イタリアで全国への外出制限令が発せられたのは三月九日。スペインでは三月十一日に一部の州で一斉休校の措置が行われ、つづいてフランスやドイツなど各国でロックダウンの措置が下された。ＷＨＯがヨーロッパ大陸をエピセンター（震央）と表現するのはこのころだ。

文部科学省は二月二十五日、「症状のある児童生徒が登校していた場合は、学校の一部又は全部を休校にする」という事務連絡の第二報を全国に発したが、検査のキャパはとぼしく、「感染者ゼロ」となっている地域も、検査ができさえすれば無症状の感染者がいくら出てきてもおかしくない。

「いったんリセットしよう」

答えを求められた鈴木直道は、そう考えた。「学校は安全だ」と理解してもらうためのリセット期間をもうけることで、時間をかせぐ間に学校の消毒もできるし、子どもたちに検温や手指消毒の徹底を教え込むことができる。道教育委員会教育長の佐藤嘉大にも相談のうえでインフルエンザの流行で六日間の学校閉鎖の前例を踏まえ、期間は一週間と構えた。

二月二十五日火曜日からの三日間が、いきなりの正念場となった。

鈴木は道内千六百の小中学校に対し七日間の休校を要請する方針を庁内の会議に諮った。

感染が突出していた北海道は、国の専門家のサポートを積極的に求めた。「国とのパイプ」を強調して一九年四月に始まった鈴木道政は、後ろ盾になっていた知事の法政大学の先輩、官房長官の菅義偉のはからいもあって厚労省や総務省から幹部クラスの出向をあらかじめ受け入れていた。これが連絡調整をスムーズなものにした。

加えて、クラスター対策班が発足してすぐ、鈴木が厚労大臣の加藤勝信に直接電話を入れた。その直接の電話で「感染症対策の専門家を送ってほしい」と要請すると、間もなく道庁本庁舎地下一階の大部屋を拠点に庁内各部署からかき集めた三十人ほどの対策チームに、国立感染症研究所から派遣されたフィールド調査の三人が加わった。東京で立ち上がったばかりのクラスター対策班ともつながった。その後、北海道大学を勤務先とする西浦と鈴木が携帯番号を交換すると、直接、助言を求める間柄にもなっていく。

ひらめき

「北海道が危ない」

全国各地のクラスターを監視するクラスター対策班の立ち上げ前から、押谷はさかんにそう言っていた。孤発例が不可解に拡がっていたからだ。

例えば一週間前の二月十八日、この一日で十人もの発症者が確認され、その拡がりは北部の北見市、南部の新ひだか町、東部の厚岸町など、実に広範に分布していた。端から端まで、直線距離で三百キロも離れていたのだ。

札幌での雪まつりに起因した大規模クラスターがあると推測されたが、共通して接触した場所や人が浮かび上がってはこない。見えない感染者がウイルスを保持したまま動いていることになる。そうであれば、ただでさえ病床が足りない地方で、幾何級数的に感染者が増える可能性がある——。

当時、北海道に妻子を残して東京に滞在していた西浦が語る。

「すでに入院患者で病床が一気にいっぱいになって、両側肺炎の人しか入院させてもらえない状況でした。検査のキャパシティも三日待ちの状態で、とてもすべての感染を捉えられていなかった」

二月二十七日木曜日の深夜、厚労省に残っていた感染研の鈴木基と西浦は携帯電話をスピーカーモードにし、先に退庁していた押谷とあらためて意見を交わした。おたがいに、すべての感染例のデータを見返した。

どうしてこんなにも各地に点在して広がるのか。「各地から何かの研修会で札幌に集まった参加者が感染して持ち帰ったのではないか」という仮説も立てた。しかし、感染者の追跡データをさかのぼっても、多くの人々が集まって交わり、かつそこで爆発的に感染が広がった、といえるような場がひっかかってこなかった。誰もが医療にアクセスできるこの国で、各地で出ている感染者のつながりが浮かび上がってこない、というのは不可解で、背景に摑めていない〝何か〟があるはずだった。

「ちょっと考える」と引き取った押谷が翌朝、示したのは、まったく新しい仮説だった。

「重症化しにくい青壮年層に大規模クラスターが生まれている」

専門家たちもみんな、うなった。

感染しても元気な十代から五十代が札幌から道内の各地にウイルスを運び、そこで感染が高齢者に波及すると発病にいたり、ここで初めて検知される。

もしも、医師も病床も少ない地方の高齢者施設に多くの重症者や死亡者が発生しているのだとしたら、見えない場所で感染が広がり、症状のある人が見つかって気づいた途端、またたく間に病床が埋まる。コロナ危機の本質的なメカニズムが見えてきたのだ。

「北海道モデル」の成功

二月二十八日の午前中、知事室の鈴木のところに、「政府の専門家会議の先生方から助言が届いた」という報告がきた。

国の専門家からの助言の内容は、次のようなものだ。

〈この一〜二週間で人の接触を可能な限り控えるなど積極的な対応を行えば急速に収束させることができるが、対策を取らなければ道全体で急速に感染が拡大しかねない〉

だから「接触を減らせ」というアドバイス。ただ、伝え方は鈴木に委ねられた。早速鈴木はこの日、午後六時に「緊急事態宣言」を発表する。これによれば翌二月二十九日から、週末の外出を控えるよう道民に呼びかけた。

「緊急事態」か「非常事態」か、迷いつつ決めた名称が後で成立する国の法律の条文の言い回しと一致したのはたまたまのこと、マスクをつけたままの発表スタイルも、だれでも感じるような〝違い〟を見せることで、ことの深刻さを伝えようと考えた。複雑になると伝わらないから、話す内容は二つに絞った。一つは、北海道は危機的な状況にあること、もう一つは、外出を控えてほしいこと。これだけである。

外出自粛のターゲットを土日だけにしたのは、平日は、通勤があるために出足をコントロールするのが難しいためだ。

押谷や西浦には別の心配も膨らんだ。外出自粛が強調されたが、自宅での飲み会で集まるのも危ない、バーベキューもクラスター例がある。外出と別に、ハイリスクの具体例も言い添えないといけないのではないか……。

助言する側も、助言を受けて発信する側も手探りだった。

翌二月二十九日、鈴木は緊急に東京都に飛んで首相官邸に日帰りで安倍晋三を訪ね、国の全面的な支援を求める。ついでに厚労省に大臣の加藤を訪ねると、その部屋には、あの助言をくれた押谷や西浦が鈴木を待ち構えていた。知事を前にした押谷たちは、直接、接触を減らすための具体的なポイントを次々と挙げた。散歩やジョギング、マスクをして気をつけていれば買い物も問題ない、酒場のバーには感染リスクがある。

さいわいなことに、この時には早速、結果がついてきた。

ＪＲ北海道の特急列車の利用客は七割も減った。最初の週末から道内のデパートは自主的に休業したため客は急減し、道民も外出を控えた。間もなく感染者は一桁どころか五人を下回る日が多くなり、予定の三週間で病床も落ち着きを見せ始めた。

対策を決めるのは、投票によって選ばれ、責任を背負う政治家である。

だが感染症の危機管理である以上、感染症の専門家の意見を聞かなければならない。意見を聞きつつ、ほかの政治状況や条件を考え併せて結論を導く。導かれた結論は、政治家自らが説明する。危機管理の意思決定の基本形が機能した例である。

　三月十九日の専門家会議後の会見に尾身や脇田と並んで出席を許された西浦は、「宣言後、感染者の減少傾向が顕著になっている。〈北海道モデル〉と呼べる取り組みが成功したのではないか」と述べた。

　若い知事に、道民の支持が集まった。地元の北海道新聞が一ヵ月後の四月九日に報じた世論調査によると、鈴木道政について「大変良い」と「まあ良い」の合計が八八％に達した。「カラーが見えない」などと評判もパッとしなかった時期の一九年十月の五〇％から急上昇し、独自の緊急事態宣言そのものへの支持も、九五％にのぼった。

安倍官邸のあせり

　中央では、安倍の支持率低下に歯止めがかからない。「果敢な知事」に対して「後手に回る首相」——そんなコントラストだ。

　北海道の小中学校休校要請の翌二月二十七日、政府の対策本部会議で、安倍は三月二日から春休みが終わるまで小中高校の全国一斉休校要請を決定した。理由を問われた首相は国会で、「子どもたちの健康と安全を守ることを最優先にしなければならない」と述べた。

　朝日新聞（二〇年七月十五日付）によれば、この数日前にも同じプランが官邸の幹部会議で提起されていたが、二月二十五日に「休校は都道府県が要請する」——すなわち全国一律の休校要請は行わないとする基本方針を決定したばかりで、二十七日午前の官房長官会見で菅は

「地域単位で判断してもらう」と述べていた。

確かに、北海道では人口は少ないのに六十人もの感染者が出ていた。しかし、ほとんど感染者のいない東北や中国地方はまったく状況が異なっており、子供の世話をするために仕事にいけない保護者の経済活動へのダメージをほとんど考慮していなかった。経済活動を重んじる菅は「基本方針と違う」と意見し、流行していない地域の学校まで休校することにも異論を述べた。これで頓挫しかけていたのを、改めて首相補佐官の今井尚哉が蒸し返したという。

また、文科省は、春休みの前倒しで二週間程度の休校は選択肢として持っていたが、あくまで判断するのは地域ごとで、状況を見ながら授業や部活を再開しうると見越していた。しかし、東京新聞の検証記事（二〇年七月二十一日付）によれば、官邸を訪れた文科大臣の萩生田光一ら文科省側が「春休みの前倒しで」と代案を示しても、「春休みは学校ごとにばらつきがあるので混乱する」と官邸側がつっぱねた。萩生田が「親への補償は」「給食業者への対応は」と課題を一つひとつ挙げて翻意を促したが、安倍の決意は固く、「私の責任でやる。政治判断だ」と述べて押し切っていた。

官僚の論理にとらわれない政治家のリーダーシップともいえるが、もう一つ問題があった。全国一斉休校をする必要があるリスクなのか、と専門家に聞くというプロセスをとらなかったということだ。

専門家会議の〝レジェンド〟岡部は、政府の全国一斉休校について、「（政府から）諮問されておらず、こちらから提言もしていません」と吐き捨てるようにいった。この段階ですでに、インフルエンザとちがって小・中学生がドライビングフォース（感染の推進力）になっていないことは科学的に判明していた。ではなぜ決断したのかと国民は聞きたくなるが、相談していないがゆえに安倍は感染症の専門家の論理を受け止めた上での説明をすることはできず、記者会見をしたのは二日後の二月二十九日で、しかもわずか三十五分で打ち切られた。

休校に踏み込んだ点では鈴木と安倍の政治決断は似ているようで、両者には違いがある。鈴木は感染症の専門家にも、感染対策によって影響を受ける教育の専門家にも話を聞いた上で一週間という限定的な判断を下した。これに対して安倍は、文科省側の懸念や感染症の専門家の意見にも耳を傾けないまま、分かりやすいからという理由で春休みの終わりまで一ヵ月の休校にするという判断を下していた。

クルーズ船対応以来、挽回策を取ろうとするとかえって国民からの不信感が増幅するスパイラルに陥りかけていた。そんな状況から少しでも早く脱却をはかろうとしたに違いないが、このプロセスはかえって不安を増幅し、メディアや野党だけでなく自民党内からも批判が上がった。

ただ、安倍にとっては好都合なことに三月中旬、世論も微妙に変化した。

確かにＮＨＫの三月九日の世論調査では、一斉休校について「過剰な対応だ」が二四％だったのに対し、「やむを得ない」が六九％。これはフランスやドイツで一部の休校や一斉休校が行われたと報じられたことが影響を及ぼした可能性がある。とはいえ、フランスでは、オリヴィエ・ヴェラン保健大臣が三月十一日、「子供を学校に通わせても危険ではない」と断った上で、「子供同士が一緒に遊ぶと濃厚接触しやすく、帰宅して両親や祖父母などに感染させる可能性がある」と理由を説明していた。

この時の北海道の鈴木直道とフランス政府には、共通した手順を見て取れる。危機管理の意思決定をする政治家は、専門家の科学的見解を参照する必要がある。もちろん、その専門的知見とはちがった政治判断はありうるが、政治家は採否の理由を含めて決定の理由を自らの言葉でその点を説明する、という手順だ。そうでなければ危機への不安を増幅させることにつながりかねないからだ。

安倍はこの手順を踏まなかった。他国の政府の選択と同じだからと容認すれば、自主的に判断できない国家ということになってしまう。

元文科省科学技術・学術政策局長の有本建男らの共著『科学的助言』（東京大学出版会・二〇一六年）によれば、英国では、ビジネス・イノベーション・技術省が二〇一〇年、「政府への科学的助言に関する原則」というルールを定めて公表している。

助言者すなわち専門家は、「科学は政府が政策決定の際に考慮すべき根拠の一部に過ぎないことを認識しなくてはならない」とする一方、「政府側は、科学的助言と相反する政策決定を行った場合には、その決定の理由について説明すべきである」と記している。

政府は科学以外にも、財政や経済や法的な要素を考えながら総合的に判断するのが当然で、科学はその一部に過ぎないことを専門家はわきまえないといけない。と同時に、科学的助言と異なる決定をする場合、政府は自らその説明をすべきだというのだ。

安倍も決定に瑕疵（かし）があると、後々まで気にしていたふしもある。

少し時間を先取りするが、緊急事態宣言の全国拡大が主な議題だった二〇年四月十六日の基本的対処方針等諮問委員会で、政府は、「五月六日までの間、学校を一斉休業することが望ましいという専門家会議の見解を踏まえ」という文言を方針の原案に滑り込ませた。

だが、専門家の会議で一斉休校が議題にあがった事実はない。議事録によればこの日、岡部が専門家会議ないし専門家から聞いて結論を得たならその事実を明確にするよう求めたが、政府から回答はなかった。これに対し委員からは次のような意見が出た。

「もう二度と学校の一斉休業はやらないという意欲でやっていかなければいけない。少なくとも、（これからやるべきことは）全国一斉休業ではない」（押谷）

「子どもが教育を受ける権利をしっかり保障すべき。そこを大事にしているのだということは絶対に伝えてほしい」（東京大学医科学研究所教授・武藤香織）

「ウイルスが流行しているところかどうかということで判断をすべき」（東京大学医科学研究所教授・河岡義裕）

委員長の尾身は、「全国一斉休校」への異論を拾って共通項としてくくり、感染が拡大している都市部の東京や大阪など十三都府県では一斉休校が選択肢に入るものの、残りの三十四県については「一斉にやるのはちょっと無理がある」と意見集約した。そして地域ごとに検討する、という結論にして、政府が挿入した一文を削除させて終わっている。

見えない悪影響は見ない

気になるのが、この判断を下したことへの政治家の責任感である。

一年半後の二〇二一年八月、押谷を中心とする東北大学大学院などの研究グループは、二〇年十月末までに報告された全国の零歳〜十九歳の新型コロナ患者約七千人以上の過去をさかのぼって感染者と接触した環境を調べた論文を発表した。

これによれば感染環境は「家庭内」が最多で三二%だったのに対し、「保育園・小学校・中学校・高校」は五%未満だった。全患者の一〇%が二次感染を起こしていた。その割合は小学生に比べ中学生が二・七倍、高校生が二・一倍で、年齢が進むほど高くなる傾向があった。年少の学校ほど、感染の推進力にはなっていないことはより確かめられたのである。

休校の副作用も大きく、学習の遅れだけでなく、子供とその家族の生活に影響を及ぼした懸念も膨らんでいる。

大阪大学大学院連合小児発達学研究科助教の三好紀子らのグループが、小学生から高校生百十一人を対象に休校期間中の二〇年四月と再開後の同七月にアンケートを行ったところ、「抑うつ状態の懸念」とされたのは同四月で八・五%、七月で一二・一%と、学校再開後に気分の落ち込みが心配される子が多くなっていた。休校前から心の問題を抱えていた子どもたちについてはその傾向がさらに強かった。学校という逃げ場をうしなったことで、ドメスティック・バイオレンス被害や若年層の妊娠が増えたというデータもある。

専門家も政治家も、最初から正解を持ち合わせていたわけでも、解決の手引きがあったわけでもない。とりわけこの時期はウイルスの性質もよくわかっておらず、ワクチンも特効薬も存在していなかったことは、のちの菅政権や岸田政権とは事情が異なる。

しかし、直後は、その決断の影響を気にしていたようだった安倍は、三年後に刊行された『安倍晋三回顧録』（中央公論新社・二〇二三年）の中で、「国民に危機感を持ってもらう上では、今でもあの判断は正しかったと思います。その後の世論調査で、いくつかのコロナ対策は評判が悪かったけれど、一斉休校は評価が高かったです」と開き直った。

気にしていたのは、教育や家庭への目に見えない影響ではなく、その場の世論の評価のことでしかなかった。

最低七割、極力八割

安倍が一斉休校要請を決めたのは二〇年二月二十七日、そのほぼ一ヵ月後の四月一日、やはり専門家に見解を聞かずに全国約五千万世帯に二枚ずつ布製マスクを配布すると表明した。ウイルスを通しにくい不織布のマスクの品薄がつづく中で、直接的な不安解消策として注目を集めたが、汚れや虫の混入が見つかるなどの不手際が重なって、配っていないマスクは回収されることが決まった。

尾身が、安倍と初めて顔を合わせたのは、布マスク配布を決定・発表した直後の四月六日のことだった。翌日にはじめての緊急事態宣言を出すというタイミングで行われた官邸の総理執務室での打ち合わせである。

尾身にはマニラのＷＨＯ西太平洋地域事務局に勤務していた時期にも官房長官だった安倍と顔を合わせた記憶はあったというが、安倍のほうにはなさそうだった。尾身への接し方は、対策を練るミーティングスタッフの一人といった感じで独立した外部の専門家というより専門性のある自分のスタッフという表現がぴったりだったと、尾身は語った。

「尾身さん」と、気さくに話しかけてはくれるが、それ以上ではなかった。

「うまくいった例もあるんです」と、尾身はいった。専門家との役割分担の成功例のことだ。初顔合わせとなった打ち合わせの翌日、最初の緊急事態宣言の会見で安倍が発した「最低七割、極力八割」という接触制限のイメージのフレーズを尾身はあげた。

「この会見の直前の面談で、安倍総理から八割制限について『どう思うか』と問われ、私は西浦博さんが開発した数理モデルを根拠に、『八割でお願いしたい』と述べました。こうしたモデルを根拠に使うのは初めてでしたが、拠り所にするものは他にないし、『八割』は私たちの実感にも合っていましたから」

だが、安倍からはこんな反応が返ってきた。

「八割はちょっときつい。何とかならないか」

その言い方には強い意思が込められていた。

「国民の自由を奪い過ぎるという直感が働いたのではないでしょうか」

すり合わせた末、最終的にできた表現が「最低七割、極力八割」だった、と尾身が語る。

「西浦さんとしては『八割』は科学的に算出したものだから『接触八割削減』と言ってほしか

ったと思いますが、私自身は『最低七割、極力八割』の表現にさほど違和感は感じなかった。数理モデルは優れた方法論ですが、金科玉条のものではないし、国民に実際に協力してもらえるかどうかが問われる一方、そもそも七割減ったのか、八割減ったのかを厳密に測れるものではありませんでした」

西浦は、「この七割は政治側が勝手に言っていること」などと反発した（四月十日のツイッター投稿）。尾身は、官邸の中で交わされたやりとりの内容を西浦には事前に伝えたが、外に向けてはしばらく語らなかったから、〝専門家の主張が曲げられたのではないか〟という疑いを持つ人が少なくなかった。

四月七日、安倍は、東京、神奈川、埼玉、千葉、大阪、兵庫、福岡の七都府県を対象に緊急事態宣言を発出した。その首相が官邸で行う記者会見に、尾身は同席することになった。感染症の技術的な質問に答えさせることが官邸の狙いだろうが、九日後に行われた緊急事態宣言の対象を全国に拡大する際にも同じ形式をとり、宣言発出や解除時の会見同席は定例化した。

さらに専門家会議や専門家有志、のちの新型コロナ分科会や基本的対処方針分科会で提言を行うたびに記者会見を行うことになったほか、国会にもたびたび招致され、独特の言い回しで印象的な言葉を残していく。こうしたことが重なって、尾身たち専門家たちが「感染対策をはじめとした政策を決めているのではないか」という印象が定着していくことになった。

これは、霞が関のボトムアップから、官邸が決めるトップダウンへと変化してきたこの三十年の政策決定において、例外的な状態であったといっていい。

第三章 犬笛
――2020年5月

北海道を中心とした第ゼロ波（武漢株）が収束しきらぬうちに、欧州での大流行で変異した株（欧州株）の流入による本格的な流行が日本を襲う。東京都の感染者数が急上昇カーブを描く三月下旬から、批判が専門家に向かう。えらい目に遭うのは対策の「失敗」が原因ではないか。専門家が検査を抑制していたのではないのか――。

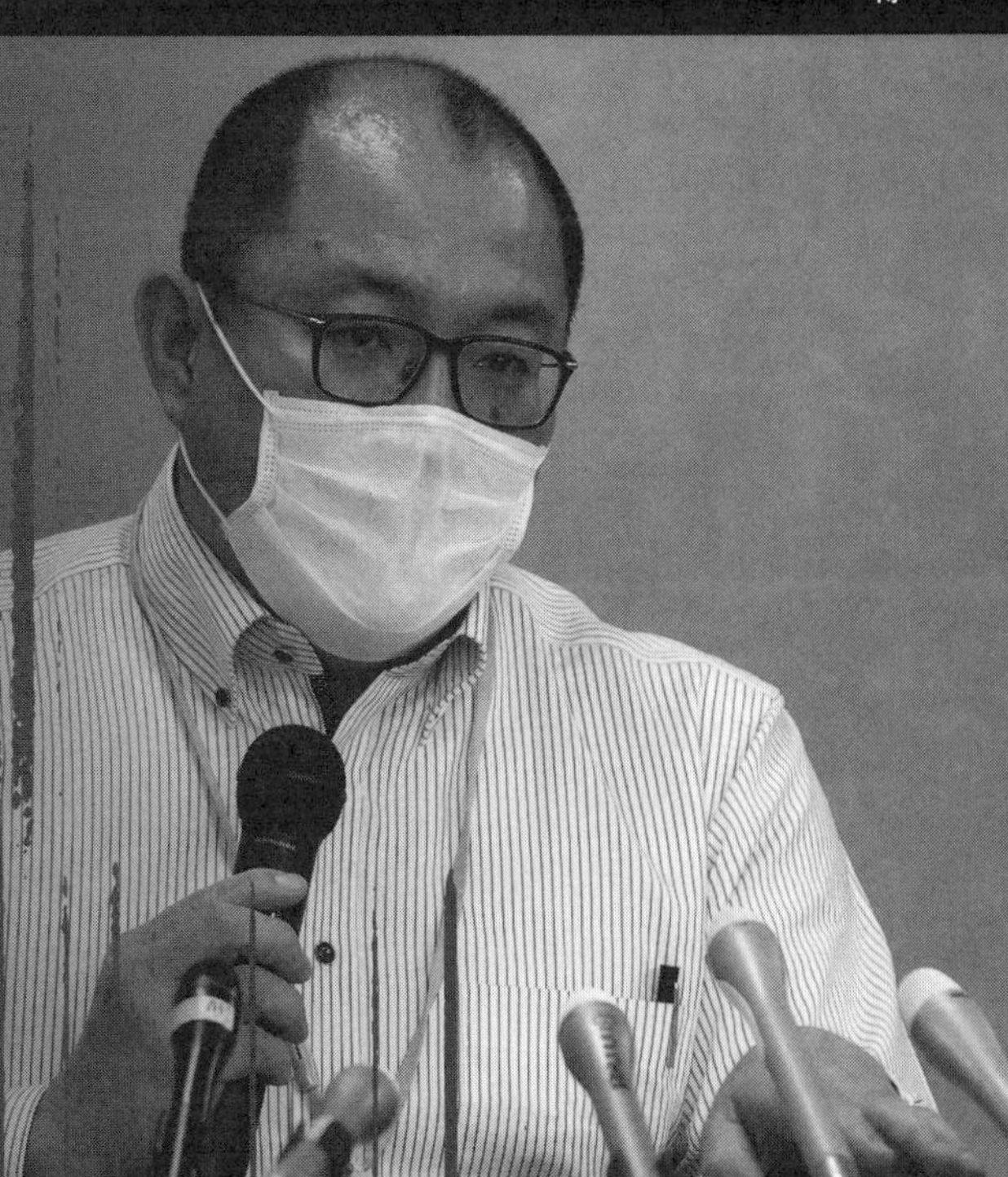

報道陣に説明する西浦博

ある知事からのメール

矛盾した表現に、一瞬、意図するところがわからなかった。

二〇二〇年四月七日に政府は東京、大阪、福岡など七都府県に緊急事態宣言を発した。それから一週間ほど経ったその日、ある地方の首長から私のもとに一通のメールが届いた。

「東京、大阪への緊急事態宣言がトリガー（引き金）となる。ほかの地域へと感染が拡大している」

典型例は、三月下旬にいったん落ち着きを見せた北海道だった。

たとえば北海道第二の都市・旭川市では、東京都在住の二十代の男性と妻が緊急事態宣言前日の四月六日に同市に帰省した後に相次いで陽性と判明した。航空機に乗る段階ですでに男性は発熱があり、妻には味覚と嗅覚障害の症状があった。慌てた保健所は、移動に使った航空機の乗客やタクシーの運転手を特定して健康観察を求める事態になった。また、三月に東京・渋谷のライブハウスに赴いた道北部の留萌市に住む四十代の女性医療機関職員が四月八日に陽性と判明すると、その後の調査で同居する夫と娘の感染が判った。勤務先の病院は七日から休診になった。

独自の宣言期間終了後の三月二十日以降、新たな感染者は一日に五人以下に止まっていた北海道では、再び、ずるずると感染者が増えていた。

私にメールを送ってくれた首長も同様で、国の緊急事態宣言をきっかけに、全国の地方に向けて、厳しい自粛を逃れようとする〝疎開〟の流れが起き、この流れがウイルスを運びかねないという危機感を持っていた。一月の武漢、三月のアメリカという震源地のポジションが、ここにきて日本の東京や大阪に移ってきた。

四月は新入学や会社の人事異動の季節でもあったから、少し前からこうした懸念は囁かれていたが、四月七日の記者会見での安倍の発信といえば「地方に移動するなどの動きは厳に控えていただきたい」と述べた程度に止まった。七都府県からの移動手段を制限する具体的な手立てはとられなかった。

一週間経っても具体策はとられず、ゴールデンウィークには毎年、大都会から観光客を迎える地域ほど、危機感は強かった。北海道や沖縄県のイニシアティブで、新千歳空港や那覇空港では、独自に体温計測に乗り出したものの、とても物量が間に合っていなかった。北海道では五日連続で十人以上の新規感染者が確認された。

「第二波の危機」と位置付けた道と札幌市は国の緊急事態宣言からは外れていたが、四月十二日、緊急事態を再び独自に宣言し、新学期がスタートしていた札幌周辺の小中高で再び一斉休校要請に踏み切った。ゴールデンウィークがやってくるのに、国は何もしないのかという地方側の怨嗟の声が沸き起こっていた。

一方、自信をうしなったのか、安倍の発信は減っていた。二月二十九日の一斉休校の発表の記者会見につづき、四月七日の緊急事態宣言の発表でも、終始プロンプターの読み上げで終わった。

厳格化か緩和か

この頃のコロナの専門家会議は熱っぽかった。

予定調和の結論で着地する霞が関の様式にはおさまりきらず、考え方の違う専門家同士、ガチンコの議論はしょっちゅうで、しばしば長引いた。会議後の会見が夜遅くになって始まることからして、熱量を見てとることはできたし、不安を膨らませた国民の注目は、自然と、その熱気に吸い寄せられた。

だが、「政府との関係性はしだいに変わっていった」と、官僚とアカデミズムの両方に目配りの利いた〝アイスホッケーマン〟齋藤智也（国立保健医療科学院健康危機管理研究部長）は語る。

具体的な対処では空回りしていたものの、法令に基づく政府の体制は三月以降、着々ととのえられていったからだ。

三月六日、通商産業省（現・経済産業省）出身で安倍にも近い当選六回の衆議院議員、西村康稔が経済財政政策担当大臣と兼務するかたちでコロナ対策の担当大臣に就任した。三月十三日、緊急事態宣言を出せるようになる改正新型インフルエンザ等対策特別措置法が成立し、翌日に施行された。三月二十六日には、改正特措法に基づく政府対策本部が設置された。これによって、状況しだいで緊急事態宣言を発出できるようになった。

三月十九日の専門家会議では、それまで専門家自身が、意見をぶつけ合い、集約しながら、東京大学医科学研究所教授の武藤香織がアンカーパーソンとなってまとめていた「見解」や「提言」の文章の原案を、事務局である内閣官房新型コロナウイルス感染症対策推進室の官僚が書くようになった。

「調整過程で、専門家がこだわった一言がしれっと抜け落ちたり、官側から追加されたりした」と別の専門家の一人は証言する。対する専門家も自分の専門分野の言葉使いでは、こだわって粘る。自然、会見を開始する時間はどんどん後ろ倒しになった。

この日、午後九時半に予定されていた尾身や脇田の記者会見が実際に始まったのは、午後十一時前にまでずれ込んだ。

北海道の緊急事態宣言の後、強い対策が打たれたことで人々が外出を控えようという心理が働いたのか、全国で感染が鈍化した。一人の感染者が何人にうつしたかを示す実効再生産数が一を下回る一方で、東京都などでは、感染経路のわからない感染者が増えた。

「つかみ合いにはいかないが怒鳴り合いはよくあった」と証言する〝レジェンド〟の岡部信彦（川崎市健康安全研究所所長）がこの時のことを語る。

「あの時、対策をきつくしようという意見と、どうしようかという意見がありました。西浦さんたちは、やはりもっとがちんとやらないとダメだと言われた。もちろんその意見にも一理あるけれど、感染がスッとよくなった状況があるのに厳しくするのはおそらく、国民に受け容れられない。だから僕は『維持だ』と言ったんですよ」

対策の大きな方向を考えるとき、専門家グループの中でも小児科医でもある岡部は、対策に協力する人々の気持ちの揺らぎに寄り添い、「(対策の)アクセルの踏みっぱなしは好ましくない」という考え方を示した。

対策を厳格にするのは感染を抑える目的にはかなうようでいて、リスクを伝えれば終わり、というほど単純なものではない。愛煙家の肺疾患患者に「タバコが危ない」と強調すればするほど、かえって医師に黙って吸う行為を後押ししてしまうこともあるでしょう、と岡部は説いた。メッセージ一つとっても、「言えばいいってもんじゃない」というのである。

この日、深夜に発表された「状況分析・提言」は、十九ページにも及んだ。立場の違うさまざまな意見をとりこんだ末の産物だろうが、三連休を前にした国民には長過ぎた。

内容は多岐にわたるが、大別して二つのことが記してあった。

一つは、北海道知事の鈴木直道が打ち出した独自の緊急事態宣言は「一定の効果があった」ということ。もう一つが、全国を見渡すと「一部の地域で感染拡大が見られ(略)爆発的な感染拡大を伴う大規模流行(オーバーシュート)につながりかねない」ということだ。

この日、会議に初参加だった行動経済学者の大竹文雄(大阪大学大学院教授)は、この矛盾した二つの方針の打ち出し方について、人間には自分の信じたいことの情報だけを見てしまう「確証バイアス」があること、危機感を強調したいのなら危機感のほうを強く書かないと国民には伝わらないことを説き、「会見では危機感を前面に出してください」と説明役の副座長、尾身茂に対して話したという（東洋経済オンライン二〇二〇年九月五日）。

翌三月二十日の新聞の一面の見出しは、「大規模イベントなお慎重『持ちこたえているが一部で感染拡大』」（朝日）、「感染ない地域 休校解除も 大都市 爆発的拡大を警戒」（日経）と、両極をそのまま反映している。ただ、会見を最後まで見た深夜、私がその日の記録として手帳に記した一行は「北海道モデルと言われるものは成功した」。それは西浦の一言だった。

会見が終わって日付は変わり、祝日ではじまる三連休が始まった。その連休の初日から東京は快晴で、陽光に誘い出されるように、桜の発色を浴びに出かける人々で街はあふれた。

「東京都がロックダウンされる」

クラスター対策班の西浦は当初、黒子に徹していた。だが、すぐに目立ち始める。

この三月十九日の昼、大阪府知事の吉村洋文は、三連休中の兵庫県との往来自粛を府民に要請した。これと前後して大阪市長の松井一郎はぶらさがり取材に集まった記者たちに「厚労省から不要不急の往来を自粛するよう提案があった」と発言していた。根拠としたのが西浦作成の試算だ。

そこには、両府県の感染者が三月二十七日までに五百八十六人、さらに四月三日までに三千三百七十四人になることが見込まれるとあった。

同じような試算は、東京都にも通知された。試算した西浦はこう述懐した。

「私たちのメモ的な通知が行ってビックリされたと思うんですが、大阪府や東京都も対応してくれました。大阪市長の発言が大ニュースになったので、省内では、めっちゃ怒られましたし、基本再生産数をドイツの流行と同じ二・五にした設定には事後検証が必要です。ただ、数理モデルがあるので『ここで来ますよ』という時期を先回りして示せた」

目くじらを立てたのは厚生労働省だが、もとはといえばその厚労省が〝臨時登用〟の民間人に自由にさせていた。そうでもしなければ猛スピードで変転する危機に対処できないという判断が働いたのかもしれないが、動きの読めない西浦を持て余しているようでもあった。

本音でいえばきっちりグリップしたいが、支配下に置いたところでコントロールが難しい。いっそのこと失敗したら専門家に責任を転嫁すればいい、と考えていたかどうか。

三月三十日、西浦は東京都知事、小池百合子の会見に陪席する。

その席で西浦は、東京に指数関数的に急激な増加の兆候があること、孤発例のうちキャバクラやバーといった夜の街での感染が疑われる例が三〇%になることを明らかにし、小池は夜の外出自粛を強く要請した。

この日は、コメディアンの志村けんの死が発表された当日でもあり、まもなく歌舞伎町や六本木の夜の街の灯りは急速に消されていった。

危機は、現職の政治指導者に有利に働きやすい。この危機に小池は活き活きと動き出し、これと前後して、都のウェブサイト上で感染対策を呼びかける動画会見を始めた。近づきつつある都知事選挙（二〇二〇年七月五日）のキャンペーンだと揶揄(やゆ)されたが、西浦はそこにしばしばゲストとして招かれるようになった。

人々の心に「不安」や「不満」のくすぶりを感じとるや、反射的にテレビ的な脳が動き出すのも小池流だ。連休明けとなる三月二十三日月曜日の記者会見で、「ロックダウンなど強力な措置を取らざるを得ない状況が出てくる可能性がある」と発言したかと思えば、五輪の一年延期が決まった翌日の二十五日には、「感染爆発（オーバーシュート）重大局面」と緑帯に白抜きの太文字で記したフリップを掲げた。

尾身は「このころには緊急事態宣言をすべきだと思い政府にもそう言っていた」と証言した。大臣の西村も三月二十八日ごろ「早めに出すほうがいい」と安倍に進言したと明かしている。これに対し、官房長官の菅は、経済への悪影響を懸念して慎重だった（『新型コロナ対応・民間臨時調査会 調査・検証報告書』ディスカヴァー・トゥエンティワン・二〇年）。

事態を複雑にしたのは、小池がロックダウンという言葉を使ったことにある。

このフレーズを使ったことで国民の危機感に拍車がかかり、買い占めが起きたり、「東京都が四月一日にロックダウンされる」という噂がＳＮＳで拡散したりした。日本の新型インフルエンザ等対策特措法は欧米各国のような罰則を伴う外出禁止措置を行政に認めていないのに（特措法は一年後の菅政権下の二一年二月に改正され、罰則が導入される）、誤解が広がったまま宣言を始めれば何が起きるか。ロックダウンが起きると勘違いした東京など大都市の住民が地方に〝疎開〟して感染が拡大しかねない、という懸念が官邸にはあった。官邸と小池の間に張り詰めた空気が立ち込める中、たちまち政治的なアクターに押し上げられていく西浦の側にいて憂いの色を濃くしていたのは、先輩としてクラスター対策班員たちの境遇に心を砕いていた速足の山男、押谷だったかもしれない。

「四十二万人死亡」試算

政府が緊急事態宣言を発した一週間後の四月十四日午前八時過ぎ、厚生労働記者会の記者たちに一枚の案内が届いた。

〈この度、「新型コロナウイルスクラスター対策専門家」は、メディア記者の皆様に対し（略）クラスター対策を中心に詳しくご説明させていただく意見交換会を開催する〉

開催は二十四時間後と、直前に迫った時点での遅すぎる告知にもかかわらず、「人と人の接触を八割減らせば一ヵ月で感染者を急速に減らすことができる」と熱心に主張していた「八割おじさん」が来るとあって会場は満員になった。

この場で西浦が明らかにしたのは、「人と人の接触を減らすなどの対策を全く取らない場合、国内では重篤患者が八十五万人に上り、半数の四十二万人が死亡する恐れがある」という試算である。

「クラスター対策専門家」という呼称は、クラスター対策班として発信したい西浦と、そうはさせたくない厚労省の妥協の産物としての表現だが、当日の新聞各紙の夕刊は、「厚労省クラスター班が推計」（「日本経済新聞」四月十五日付夕刊）などと、公式見解として伝えた。

これに対し、菅義偉官房長官は翌四月十六日の会見で「公式見解ではない」とくぎを刺している。

なぜ、試算を公表したのか。西浦が葛藤を打ち明けた。

「何も対策をしなければ何人死亡する可能性があると、ちゃんと出しておかないと、どれだけ深刻な感染症か伝わりません。もちろん中身は厚労省内で説明していますし、加藤大臣まで上がっている。ただ、表に出すと知って、厚労省の幹部は警戒していました。発表する前の晩も、その当日の朝も、鈴木（康裕）医務技監を含めて幹部たちから『対策班として言うんじゃなくて、個人として言うんだよね』と確認がありました」

どうしたらいいかわからないから頼っているわりに、角が立ちそうになると「個人として言え」というスタンスは、二月二十四日に尾身らが専門家会議の独自見解を出す時にも厚労省が強調したレトリックでもある。

西浦にとっては対策の必要性を知ってもらうことが試算の目的だが、国民の間に必要以上に不安が広がれば、国民は、政治や行政に責任を求める。その責任を引き受けられるか――加藤大臣も鈴木医務技監も引き受けるという判断はしなかった、ということになる。

こうした反応を前に、西浦は「一人でやるしかないんだな」と孤立感を深めた。これに対し本気になってくれたのは、押谷だった。

「押谷先生は、四十二万人の試算を僕一人で出すことに非常に疑問を持たれました。『これはあんた一人には背負えないんじゃないか』と」

八割おじさんの名づけ親は、じつは押谷だ。

議論があるのは承知で、八割削減という西浦の試算を援護してきた。

しかし、死亡者数予測は別だと押谷は言った。

「これは首相が言うべき筋の、重い数字だ」「調整が整わないならこの国はもう駄目なんだ、駄目になっても言わないほうがいいんだ」──と。

「僕自身は、自分が泥を被ってでも、流行の制御に少しでも役立つんだったら、被害想定を積極的にすべきだと考えていましたから、押谷先生との間には、考え方に相当な開きがありました」

押谷を振り切って西浦が踏み出した動機はもう一つある。

日本の専門家の「実力」が問われ始めていたのだ。

クラスター対策は敗れたか

時間を一ヵ月巻き戻す。緊急事態宣言になだれ込む前の、三月半ばのことを西浦は語った。

「あの時、東京と大阪に警報を発する必要があった。海外からの帰国者のほとんどは東京を中心とする首都圏か、大阪周辺の近畿圏の人なんです。だから東京と大阪で最初に感染者数が増える。そのことは明白でした」

のちに西浦が悔やむことになるのは、羽田・成田や関空に押し寄せていた日本人帰国者に関することだ。

武漢株で起きた流行（北海道で流行したコロナ株）は三月中旬までに収束に向かわせることができたが、そのころ欧州では、イタリアを端緒にスペイン、ドイツ、英国で大規模流行が起きていた。これが国内に持ち込まれることで、より大きな波を形成する。卒業式シーズンを迎え、卒業旅行を終えた若者たちが日本に帰国してきていた。

中国や韓国からの帰国者にはすでに制限をかけていたが、欧州からの帰国者はノーガードだった。流入の確認は日々三百件を超えていた。すり抜けを考えると、実際には一千件を超えていた可能性もある。

遅々として対応が取られない事態に、専門家会議の座長である脇田が三月十七日、代表して政府に早急な対処を申し入れると、翌三月十八日、政府はイタリアやスペインなど三十八ヵ国に帰国者と渡航者の入国制限を広げると発表した。

なぜ、そこまで対応が遅れたかについては後述するが、西浦は、三月十九日の専門家会議後の会見で、北海道の成功より、帰国者に関する警報をもっと強調しておけばよかったと悔悟していた。そうすれば国民の警戒感は強まり、四月の欧州株による感染拡大はある程度防げたかもしれないというのである。

たしかに保健所では、帰国者の相談、検査検体の輸送、電話相談が増加する中、数が増え過ぎて経路をたどれない孤発例が続々と見つかるようになる。保健所の業務はパンクし、作業を担ってきたクラスター調査にまで手が回らなくなった。しかもその実情は、国民にはほとんど伝わっていなかった。

実情が伝わらないまま、国民の不満が増大する。例えば「なぜ緊急事態宣言をするのか」という疑念の声がＳＮＳに流れた。その声はさらに「専門家が主導したクラスター対策が失敗したからではないのか」という批判とセットで語られた。そして、すべての人に検査を行えばよいではないか、という素朴な疑問に否定的だった専門家の説明を引き合いに「専門家が厚労省とともにＰＣＲ（ポリメラーゼ連鎖反応）検査を絞ってきたことが招いた事態ではないのか」と断じる声が増えていった。そうした指摘をする批判的な識者の声も拡散され、ＳＮＳは政府に助言する専門家への批判であふれた。

そうした批判に応える役が回ってきたのは、クラスター対策班のリーダーである押谷だ。三月二十二日の日曜日にスタジオ出演したＮＨＫスペシャルで押谷は、

「クラスターを見つけるためには十分な検査がなされている」

「むしろすべての人がＰＣＲ検査を受けることになると、医療機関に多くの人が殺到して、そこで感染が広がってしまう懸念がある」

と述べた。これは、二〇〇九年の新型インフルエンザ当時から得た教訓であり、欧米で感染爆発が起きた原因の一つとして、押谷が考えていたことであって、日本で引き起こしてはいけない最悪のシナリオだった。

ただでさえ、隣国の韓国、台湾、中国などと比べて検査数が少ないことは素人目にも明らかだった。統計には表れない数はかなりの規模になることは私にも察せられた。さらに症状があり、医師が必要と判断しているのに、検査が受けられない、という患者や家族の声が相次いで

報じられ、国民の不安は最高頂に達していた。

四月十一日に再びＮＨＫスペシャルに出演した押谷は、キャスターから「むやみに検査を広げるのは危険だと言っていたではないか」と問い詰められた。押谷は、番組終了ぎりぎりまで手元のメモを見やりながら苦しそうに答えを述べていた。

この状況について西浦は「僕たちに声がないことに問題意識があった」と振り返った。

「失敗だというのは誤解なんです。四月七日の緊急事態宣言で政策はスイッチされた。でも、そうした科学的な説明を大臣も医務技監も、対外的にはしてくれない。科学界を代表して政府に意見する役割の科学顧問も日本には置かれていない」

緊急事態宣言によって、感染対策のメインは、それまでのクラスター対策から行動自粛による接触削減に切り替えられた。切り替えたのは、前述の通り、三月中旬からの東京や大阪での感染が増え過ぎたことが原因だった。大都会ではクラスター対策を担う保健所の要員では感染経路を辿りきれなくなったからだ。クラスター対策は、そこまでの規模に感染が大きくならないよう抑え込むための取り組みで、追えなくなってしまった以上は、次のステップに転じるしかない。こうした政策転換の説明をするのは、本来ならば、決定権者である政府の責任だ。ところが説明者席に押し出されたのは、厚労大臣の加藤でも、新たにコロナ対策担当大臣になった西村でもなく、専門家である押谷だった。

政治の発信が乏しい中、それでも抑え込むには行動自粛に理解を求めるしかない。

押谷の二度目のＮＨＫスペシャルの八日前の四月三日、西浦は近しいリスク・コミュニケーションの研究者を呼び込んで「新型コロナクラスター対策専門家」のツイッターアカウントを立ち上げ、広告代理店関係者もチームに加えた。こうしたやり方に、押谷は反対した。

「押谷先生に言わせれば、僕ら科学者は解析に徹しないといけない、だから声を出すのは本来的に誤りなのだ、と。前面に立っている押谷先生は、政策的なことまで言及することは我慢していたのだと思います。本来はそうです。科学者の意見はあくまで採用される側ですから。でも科学者としての実力まで問われ始め、苦肉の策として僕は、その時、一瞬だけ踏み出すことに、僕自身で決めましたよ。おりゃあと」

専門家の発信には反対していた押谷だが、四月八日に「新型コロナクラスター対策専門家」のアカウントが投稿した動画上では、硬い表情ではあるが、接触削減への協力を求めるメッセージを自らの口で語っている。

ただ、試算については最後まで出すべきでないと言い、それでいて批判が降り注ぐ西浦のことを、自分の身のことより心配してくれていた、と西浦はいう。

四月十五日の意見交換会の告知には、押谷の名前もあった。しかし当日になって「WHOの会合が入ったため」という理由で欠席。以来、押谷はほとんどメディアの出演を断るようになり、この直後から、厚労省のクラスター対策班の部屋からしばらく距離を置いた。

歌舞伎町のクラスター・メカニズム

「科学者が声を上げるのは本来的に誤り」

そう考えた押谷と、押谷を振り切った西浦。二人も加わって政府全体の〝マクロ〟の対コロナ戦略に助言を行っていた専門家会議は「諮問に答えるだけでなく専門家として積極的に情報分析・提言する」というスタンスを打ち出していた。

その専門家会議のプッシュ型の前面に出る戦略を決めたのは押谷を含めた専門家会議のメンバー自身だ。決めたのはよいが、同時に、負担が重くのしかかった。

とりわけ、切り回し役である尾身には批判が降り注いだ。

二〇二〇年五月下旬のインタビューで、尾身は第一波のコロナ対策をこう振り返った。

「SARSの時はAPやロイターのようなメディアから毎日のように取材を受けました。その方があっという間にWHOの分析や提言が世界に伝わるから。その経験から、メディアと協力することが重要だという考えがありました。ただ、今回は難しかった。意図したことが正確に伝わらず、リスク・コミュニケーションの難しさを感じたこともあります」

何が難しかったのか。

三月二日、専門家会議で発表した二度目の「見解」で副座長だった尾身は「十代、二十代、三十代の皆さん」と切り出して、リスクの高い場所に行かないよう呼びかけた。政府への助言でもなく、専門家が国民に直接、行動の自由に対する制約を引き受けるよう求めたものだ。

元厚労大臣の舛添要一は「十歳と三十九歳を一緒にするのはあまりに雑で、首相の一斉休校を正当化する片棒を担いだのではないか」と批判したが（月刊「文藝春秋」二〇年五月号）、これだけに限らない。若者を一括り（ひとくくり）に感染拡大の原因だとレッテルを貼ったとか、社会的分断を生んだと後々まで、批判の的になった。

しかも、尾身が我慢を求めた「正念場」はその時では終わらず、さらに流行が広がって緊急事態宣言という強い対策に切り替わった。このコロナ対策に伴う「痛み」の反動は大きく、重いものだった。売り上げが激減した飲食店では、配膳や調理場のスタッフの職に就いていた若者に仕事を失う者が相次いだ。

「感染の場」といわれた夜の街の中にも格差があった。

クラスター対策の関係者によれば、三月にヨーロッパから帰国した会社の重役やＩＴ企業の社長が銀座や六本木のホステスの女性に感染させた。これだけなら、拡大は抑制的だった。だがこれが歌舞伎町に飛んだあたりから一気に増え、あきらかに様相がちがってきたという。

客単価の高い銀座では、企業幹部など年齢が高めの男性が感染したため、症状が出てすぐに感染がわかった。二次感染が起きても、その男性客は一人か二人のお気に入りの女性と擬似愛人関係にあることが多く、仮に一度の感染が起きても次々と感染が連鎖することは少ない。ウイルスの性質上、八割は誰にも感染させず、自然と消えていくことは、統計データから明らかになってきていた。

ところが客の年齢も若い歌舞伎町では、そうはいかない。客単価が低く、男性客は次々入れ替わり、ホステスも入れ替わる。しかも、仕事を終えると歌舞伎町のホストクラブに通うホステスも少なくない。

全国の三分の一のホストクラブが集積するという歌舞伎町には、全国から若い男たちが集まり、その男を目当てに女性も集まる。売れっ子ホストはほんの一握りだ。多くは安月給で寮暮らしをしていた。ホストでてっぺんを目指すというより、夢を追うための稼ぎ扶持としてここを選んだ者たちが少なくなかった。そんなふうに都会で疎外感を感じながら身を寄せ合っている者たちの間で、コロナウイルスは維持され、また、運ばれていった。

コロナ対策への悲鳴

青森県で初めてとなるクラスターが発生したのは二〇二〇年四月上旬、人口六万人の十和田市の高齢者グループホームでのことだ。高齢化率三割の町には衝撃だった。地元で高齢者施設「くらしラボ」を経営する橘友博は、「すごい閉塞感だった」と振り返った。

施設では重症化リスクが高い高齢者を守るために、業者の出入りもゼロにし、建物も閉め切ったが、まもなく、いつも自分で朝定時に起きてリビングに出てくる利用者が部屋に閉じこもるようになって食事の量が減った。トイレまで自分の足で歩いていた別の利用者が、よたよたするようになり、「車椅子を使いたい」と言い始めた。

防護服姿で働いて、帰宅後も家には入らず、駐車場の車の中で寝るようになるほど神経をつかうスタッフがいる一方、「これはまずいよ」と軌道修正をはかろうとする職員もいて、職場に対立が生まれた。

厚労省社会保障審議会の分科会に二〇年六月、緊急の調査報告を出した慶應義塾大学大学院教授の堀田聰子は、こう話した。

「感染リスクを減らすだけなら面会はなし、ご飯は別々、出かけず、ボランティアは入れないほうがいい。でもそうやっていると、利用者さんの表情はどうなんだ、認知機能はおとろえ、ご家族のことすらわからなくなっていくではないか……。そうした危機感が現場につのっていったのです」

広島大学大学院寄附講座教授の石井伸弥と日本老年医学会などのグループが全国九百四十五の施設に調査したところ、第一波の時期、高齢者医療・介護施設に入所している認知症当事者のうち、重度の人の五四%、中・軽度の四七%で認知機能の低下が見られた（二〇年八月二日公表）。千葉県では、施設の嘱託医が「クラスターの発生した施設には入るな」という所属医療法人の方針ひとつで施設の検査に携われず、さらに感染が広がったケースもあった。

考えてみれば、カラオケ店でクラスターが出たのにマイクを握りつづける高齢者がいた。人情味溢れるフィリピンパブでクラスターがつづいたのも、リスクをわかってなお、「ここが俺の居場所」と考える人々がいたのかもしれない。

緊急事態宣言を発して十分な補償を――。感染拡大防止のために感染症専門家がそう求めるのは正論だが、お金にはかぎりがあり、金で解決できない課題も見い出された。クラスターは、人々が密に体を寄せ合うところにこそ起きやすく、社会のそこかしこで身を寄せ合って暮らす人たちの現在地を発光させる奇妙な効果を持った。

政府が緊急事態宣言の対象を全国に拡大したのは四月十六日だ。その翌十七日の二百一人を頂点に、感染の震源地である東京都の新規感染者数は下降し始めた。このデータから逆算した分析によれば、実際の感染が起きたピークは、緊急事態宣言よりも前の四月一日ごろ。「東京がロックダウンされる」と噂されたころに人々は行動を抑えるようになっていた。

責任だけ押し付けられる

感染増の局面では不甲斐ない政府を支持できなくなるのか、内閣支持率が落ちる現象がおきた。逆に感染が落ち着いてくると、感染対策を提言してきた専門家への批判がＳＮＳにあふれた。こうした状況下で、それまで後景に退き様子見を決め込んでいた官邸が緊急事態宣言の解除に向けて動き始める。

例えば専門家会議では五月一日、当初の提言案に「一年以上の長期戦を覚悟する必要がある」と盛り込んでいたが、政府の意向で削られた。

延長を決めた五月四日の会見ですでに、首相の安倍は解除前倒しの可能性を口にしていた。さらにその三日後、官房長官の菅は会見で「(流行の中心になっている) 特定警戒都道府県であるかどうかにかかわらず、期間満了 (当初予定は五月三十一日) を待つことなく解除することも可能だ」とギアを上げた。

五月十四日、尾身茂が委員長を務める基本的対処方針等諮問委員会が開かれ、その日に政府から三十九県の緊急事態宣言を解除する方針が審議されることになった。ところがその委員会が開催される当日の新聞各紙の朝刊には解除案や解除基準に関する詳細が書かれ「きょう、解除決定へ」という結論ありきの政府の姿勢がはっきりと打ち出された。

官邸はもう解除ありきで、委員会に出席する専門家は反対できない空気がつくられていく。ある専門家は私に、「もうコミットしてしまった。この結果リバウンドしても了承したという責任だけ押し付けられる」と話した。

政府は、五月十四日に三十九県で解除、二十一日に関西二府一県で解除と前倒ししていき、二十八日と想定されていた最後の東京都や神奈川県など五道県は、三日間前倒し二十五日の解除となった。専門家にはくつがえす力はない。

専門家会議の議事録の公開については、記者たちから繰り返し求められたが、尾身は会見で「政府が決めること」と述べる一方、「私は公開して構わない」と述べた。

専門家たちに個別に聞けば、官僚がこの間も議事メモを残し、出席者には誤植チェックのための回覧もされていることはわかっていた。「出すな」と官邸が判断したのは、そこで率直な政権批判が出ることを恐れた可能性もある。ただ、当然の批判にさらされ、七月にできる新型コロナウイルス感染症対策分科会では、議事録（発言者名がある詳しい「議事要旨」）が公開されるようになった。

五月下旬のインタビューで問うた時、尾身はこう述べた。

「確かに積極的に会見をしたことで、国の政策を専門家がすべて決めているのではないか、あるいは政策がうまくいかない部分は専門家の責任ではないのか、というイメージが作られ、あるいは作ったかもしれないと感じることが時々ありました」

それでも尾身は、「平時と違う」とつづけた。

「国難だからこそ、専門家は半歩前に、社会へ踏み出し語るべきだ。そういう信念でやってきました。しかしそれが果たして半歩だったか、一歩以上だったか……と考えることがあって、多くのことを学んだ時間だったと振り返ります」

宣言解除を急ぐ政府への追認を強いられたことについては、どうなのか。

「解除について三日間の前倒しを知らされた時、私たち専門家は『早過ぎるのではないか』という懸念を申し上げたが、政府は前倒しの判断を貫きました。この時は、率直に言って不満でした。ただ、政府が総合的に判断して決める以上、専門家の提言が採用されない局面はありうる」

だから、専門家は信じるところを気兼ねなく述べればいいというのだが、了承したことで、専門家はやはり槍玉にあげられた。批判しつづけ、決裂してみせたほうが、専門家の正当性にキズがつかないですむはずだ。

齋藤によれば、「その頃の尾身先生は、勉強会で私たち専門家に議論をさせて、最後はもうこれでいいだろう、と結論を引き取った」という。

また、日本感染症学会理事長の舘田一博によれば、深夜まで及んだ議論のさなか、政府の対応に不満を抱いた西浦が自らのデータ分析の協力を渋るような言い方をした際、尾身が「それはお前のデータじゃないんだ」と一喝したことがある。

終了後、駅までたまたま一緒になって歩いた舘田が気づかうと、西浦はむしろ尾身の諭しをよく理解していて、「だからいちばん信頼できる上司なんです」と返してきた。

ダメージコントロール

六月二十四日水曜日午後四時、日本記者クラブで尾身、脇田、岡部のレジェンド組の専門家たちが会見し、「次なる波に備えた専門家助言組織のあり方について」という文章を発表した。

尾身は、前のめりにならざるを得なかった専門家のあり方を再検証したうえで、「外から見ると、あたかも専門家会議が政策を決定しているような印象を与えたのではないか」と改めて反省の言葉も口にした。専門家は助言を行い、政府は提言を参考に決定するというのが役割分担のあるべき姿であるとペーパーに記し、これを専門家会議の「卒業論文」と位置付けた。

専門家会議を廃止する、と担当大臣の西村康稔が発表したのは、その会見が行われている、まさに、同時刻であった。

法的な根拠のある基本的対処方針等諮問委員会などと比べ、その位置付けが曖昧だったのは事実で、これに代えて新型コロナウイルス感染症対策の分科会を新設し新型インフルエンザ等対策有識者会議の下に置いて、曖昧だった法的な位置付けを整理するという。

感染症の専門家たちは「次は社会や経済の専門家も入れてほしい」という改組の要望を「卒業論文」の中で示していた。こうしたこともあって尾身は、政府の廃止方針は知ってはいたというが、この時刻に発表するとは聞かされていなかった。少なくともリアルタイムで行われている西村会見の情報を拾って、投げた記者の質問に尾身は、「いつ発表になったんですか」と問い返したので、本当に知らされていなかったのだろう。

あれだけ献身的に力を尽くした専門家に対して敬意を欠いた仕打ちだという批判はメディアからだけでなく与党からも出て、西村は「『廃止』という言葉が強すぎた」と釈明に追われた。

私には謎だった。

政府はなぜ、わざわざ「卒論発表」の時刻に、西村の「会議廃止」の発表をぶちこんできたのか。小手先のあざとさを難じられるだけなのはわかりきっていたことなのに——。

理解するヒントはこの年の十月に出た民間臨調の報告書にある。ヨーロッパからの毎日数千人規模の帰国者への入国制限が三月十八日までずれ込んだ理由について、「同時期に行った一斉休校要請に対する世論の反発と批判の大きさに安倍首相が『かなり参っていた』ことから、さらなる批判を受ける恐れが高い旅行中止措置を総理連絡会議において提案することができなかった」と官邸スタッフが明かしている。この時の「首相の心のダメージ」への配慮が対策の遅れの理由だというのである。

前述した通り、西浦は、欧州株の流入以降の感染拡大は自分たちが三月十九日の会見などで工夫していれば抑止できたのではないか——と悔いていた。だが、そもそも、対応の必要性を伝え聞いていたはずの官邸側が、安倍の都合で大元の水際対策を遅滞させていた。うがった見方をすれば、緊急事態宣言にいたる流行は、安倍と官邸の危機対応の拙さに責任の一端があり、それを少なくとも官邸の一部は自覚しながら頬かむりを決め込んできたとも言える。

コロナ初期の対応でそれだけ求心力を失い、浮力を失いつつある安倍官邸にとってダメージコントロールが必要だと意識されるような時期だったのである。

そんな時期に政策決定の近くにいた尾身たち専門家は官邸にとってどんな存在だったのか。

確かに、クルーズ船対応に追われる〝火事場〟に発足したため、「専門家会議」の法的な位置付けは、はっきりしていなかった。だから会議の改組によって法的な位置付けを明確にする必要があったのは事実だが、右の事実を知るにつけ、中途半端な位置付けであることが、政権にとって都合がよかった面もあるように思えてくる。

専門家会議が出す提言には法的根拠はなく、言われたことを必ずしも実行する必要はなく、相談もせず一斉休校を決めたり水際対策を裁量の範囲でやったりやらなかったりした。これが強い勧告権でもあれば、政策選択のフリーハンドを狭められたり、政策転換を求められることもあっただろう。

もっと積極的に「利用価値」も感じていたのではないか。

二〇年二月から三月にかけて、未知のウイルスを前にして政府が後手に回る中、国民が嫌がるようなリスク・コミュニケーションを政治家に代わって担ってくれた。「人と人の接触を八割減らす」という目安について、科学的言説を金科玉条としない柔軟さもあった。

コロナとの戦いで前面に出てくる専門家は、目障りであると同時に、都合がよい――そんな両義的存在だったのではないか。実際、専門家会議を改組し、社会経済の専門家を加えた会議体ができた後も、結局、尾身はそのトップを任され、感染症の専門家もほとんどそのまま任用された。ようするに、利用価値のほうがまさったのである。

ただ、最後に残ったのが、専門家会議の改組をどう乗り切るか。下手をすると、専門家会議廃止をきっかけに、首相の一斉休校への批判や、その後の説明不足の責任が改めて蒸し返されかねないと考えるのは当然だろう。懸案だったところに、専門家が「自己総括する」と言い出した。それなら「卒業論文」のニュースに「会議廃止」をぶつければ、尾身たちの会見のことでその日のニュースの尺は費やされる。仮に、政権への批判があっても、相対的に小さい扱いになる。ダメージはゼロにはできないが、ちょっとでも減らせる細工なら、なんでもやる。それほど、指導者の力の低下を自覚していたのではなかったか。

励ましが足りない

二〇年五月二十二日にインタビューした際、異論を呼び込むことにもなった西浦の「四十二万人死亡」試算について訊ねると、尾身はこう述べた。

「数理モデルは、言ってみれば考える一つのよすがだと思っています。四十二万人と出たから、それで死ぬと言っているのではないのに、そんなに死ぬのかと受け止められる。結果的にそれでお店を閉めて収入がなくなって失業すれば、それは専門家の責任だと思う人もいるでしょう。ただ、専門家がそれを恐れて何も発信しなければ感染は拡大します。これは感染症対策がふつうの科学と違う、むずかしいところなんです」

何もせずに結果を待つか、行動を起こすことで未来を変えるのか――国民の反応を模索しながらの第一波の四ヵ月だった。ただ一つ、と付け加えた。

「今までの日本の感染症対策でこれだけデータで示したことはなかった。一つの、新たな試みだったかなと思います。もちろん、私どもの感覚のほうが合う時もありますけれどもね」

同じ頃、西浦にも四十二万人試算のことについてもう一度聞くと、押谷から後日、叱られたことを明かした。

「励ましが足りないと言われました。四十二万人も、行動を変えて基本的な感染対策をしてくれればゼロがどんどん取れて桁が少なくなっていく――そうやって背中を押す励ましのメッセージがなければ理解をえられるわけがないだろ、と」

五月十二日、西浦はオンライン形式で開かれた日本科学技術ジャーナリスト会議主催の講演会で二時間半近くにわたってシミュレーションに対する疑問点に答えた。参加者は一万五千人に上るほどの注目の高さだった。しかし、四十二万人の試算は恐怖を植えつけた行動として受け止めた人々もいて、西浦に対する批判はなかなか消えてはいかなかった。

まもなく二人の班長が率いクラスターつぶしの司令塔を担った異例の暫定的ＥＯＣである「厚労省クラスター対策班」は実質的には消えた。

医系技官や研究者が臨時雇いの職員の手も借りて自治体のホームページ掲載のデータを拾い上げ集計するチームと統合し、厚労官僚中心のチームになった。

ただ、落ち着く間もなく対立の芽が持ち上がっていた。感染対策と経済再生が衝突するＧｏ Ｔｏトラベルキャンペーンである。

第四章 黙殺
――2020年11月

安倍後継の菅義偉は、コロナに最も苦しめられた政権だった。二〇二一年一月、四月、七月と、ほぼ一年の在任中、三度も緊急事態宣言を出すほどの大きな流行にみまわれ、専門家との意見の対立も激しくなった。官房長官時代から菅が経済回復に強い意欲を持った政治家であったことと関係があり、専門家も苦悩することになる。

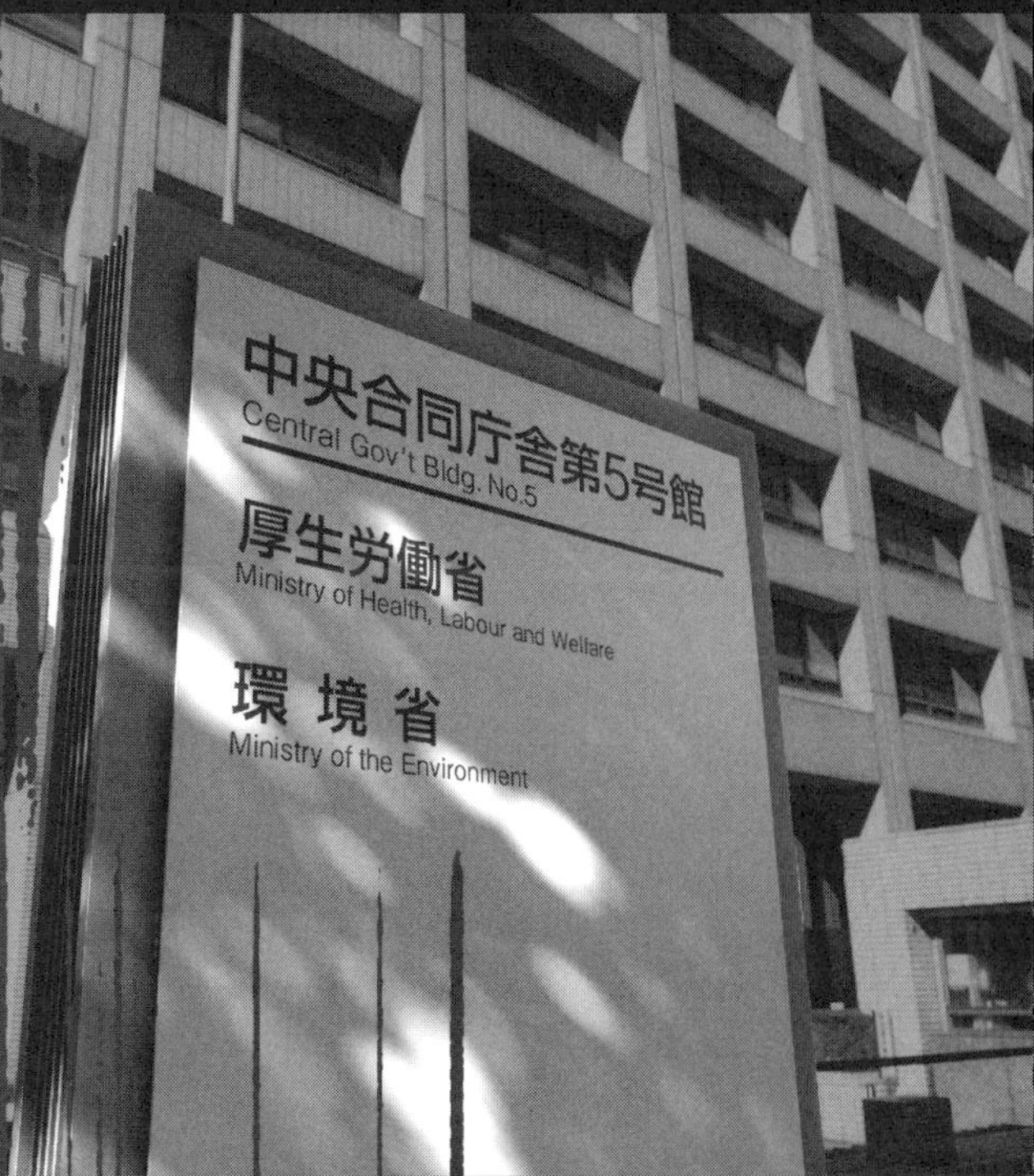

厚生労働省

コロナ疲れ

二〇二一年の元日、東北大学大学院教授の押谷仁から私の元に、一通のメールが届いた。

年末の都の新規感染者数の「積み上がり」について無念さがにじんでいた。

「東京都の対応では、忘年会・クリスマスパーティーという上昇要因になる人々の行動を抑えきれなかったことが今の状況を生んでいるのは明らかです」「ここまで上がってしまうと、下がるのに相当な時間がかかります」

押谷は職人だ。感染者のデータと向き合い、そのデータの中から人々の関心をたどり、その行動のどこで感染が起きているか、しつこいほどに探る——そう周囲の専門家にも一目置かれる押谷の言葉だけに重いものがあった。

「コロナ自粛にはもう飽きた」という気分が街に満ちていた。

大晦日の渋谷では、コロナ前ほどではないものの、スクランブル交差点に人と肩がこすれあうほどの人出があり、渋谷公会堂には年越しライブに並ぶ長蛇の列ができていた。この十二月三十一日、全国の新規感染者数は約四千五百人、「蛇口が開きっ放しで風呂桶も溢れている」(鳥取県の平井伸治知事の表現)ようなありさまで、年明けには八千人超にまでふくれあがった。十人、二十五人で驚いていた二〇年二月、三月とは桁が二つも違う。検査のキャパシティが上がったこともあるが、爆発的な感染が起きていた。

第二波の感染者数（全国）のピークが二〇年七月三十一日の一千五百七十五人で、そこから下がって二百十六人で底を打ったのが九月二十三日。約一千三百人の感染者を減らすのに、二ヵ月近くを必要とした。これと同じ程度まで引き下げることを考えると、単純計算で半年はかかるほどの大きな感染の山が積み上がった。

たしかに、東京都は、国の専門家の度重なる提言にもかかわらず、この時までブレーキを踏む「強い対策」に出ることはなかった。都知事の小池百合子は、「クリスマスぐらいはいいじゃん」と昂ぶる気持ちの人々を本気で止めて好感度を下げるような、損な政治判断はしないのだ。その東京都の小池にＧｏ Ｔｏトラベルキャンペーンの停止を迫るだけで、自分から大元を止める判断は下さない首相の菅義偉もそうだ。

官房長官時代から菅は経済回復に強い意思を持っていた。それだけにここに至る一連の経過で、感染症専門家との溝も余計に深くなった。

内閣発足後まもない十月一日、Ｇｏ Ｔｏキャンペーンに東京が加わっていた。そのことが影響して、全国的に大きな人流が生まれ、感染状況に影響を与えた。これまでにないほど感染が広がって東京都では医療崩壊が起きた。これが翌年の五輪開催に影を落とすようになる。

専門家をスルーする

二〇二〇年七月に時間を戻そう。菅は、Ｇｏ Ｔｏに賭けていた。

安倍の求心力が落ちる中、観光族のドンである自民党幹事長、二階俊博や公明党とも連携して再び官邸の危機管理の中心に躍り出ていた。八月上旬とされていたＧｏ Ｔｏの開始時期を前倒しするという決定も、感染症の専門家には一つの意見も聞かずに発表した。

七月に入って高まってきた第二波を無視できなくなって「東京抜きで七月二十二日からスタート」と国土交通大臣の赤羽一嘉が明らかにしたのは七月十六日、専門家たちの新しい会議「新型コロナウイルス感染症対策分科会」の第二回会合が開催されるわずか一時間前だった。

この新しい分科会で会長を任された尾身茂は事前にコロナ対策担当大臣の西村康稔に対して、「感染状況を分析してから判断してください、議論させてください」と申し入れていたが、聞き届けられることはなかった。

ちなみに、六月に解散した専門家会議は公衆衛生分野を中心にした十二人の専門家で組織されていたのに対し、七月初旬に発足した分科会は、エコノミスト、知事会や労組の代表も加わり十八人からなる。経済学者では、これまでも参加していた行動経済学者の大竹文彦に加え、東京財団政策研究所の研究主幹で慶應義塾大学教授の小林慶一郎も加わっていた。尾身は医学側だけでなく、大竹や小林ら経済側も含めた有識者会議のトップに据えられた。「感染の抑止」と「経済の再生」という相反する二つの要請を両立させる道を探りつつ助言するミッションを与えられたことになる。

「西浦さんが外されてますが」

分科会の名簿が記者に配られた七月三日金曜日、夜回りの記者が厚労大臣の加藤勝信にそう問うと、加藤は、「厚労省で再開するアドバイザリーボードに入ってもらう」と答えている。

大臣の私的諮問機関として二月に二度ほど開いた後、看板を付け替えて政府全体の助言組織に格上げになったものの、もとの厚労省の会議を廃止はしていなかった。これを再起動して、感染状況を分析させるのだ、と説明した。正式名称は、「厚生労働省 新型コロナウイルス感染症対策アドバイザリーボード」という。

ここには〝レジェンド世代〟の国立感染症研究所長の脇田隆字を座長に、川崎市健康安全研究所長の岡部信彦や尾身、尾身がそのデータ分析に全幅の信頼を置く押谷に加え、西浦の〝青年将校世代〟では危機管理が専門の〝アイスホッケーマン〟齋藤智也、脇田とともに箱根山の感染研からやってくる感染症疫学センター長の鈴木基といった面々も加わった。

週の半ばに厚労省九階で開かれるアドバイザリーボードで「分析」、週の後半に分析に基づいて内閣官房の分科会が「対策」を助言するというパターンが定着するようになった。

Ｇｏ Ｔｏキャンペーンが始まると、感染は全国のほうぼうに飛び火。大阪府、愛知県、福岡県などで過去最多を更新する。七月下旬には、岐阜県、沖縄県が県独自の緊急事態宣言をそれぞれ発令した。

Ｇｏ Ｔｏへの批判的な目線を感じとったのか、菅は官邸の未来投資会議（七月三十日）の席で「観光は瀕死の状態」と力説した。

出席者によると、この発言をしている間、菅の視線は「わかっているだろうな」といわんばかりに一点に注がれていた。

その一点とは、初めて招かれた尾身茂である。

ひとまず線を引く男

なぜ、そこまで菅が尾身を意識するようになったのか。

「尾身さんは政治家ですよ。ただの学者とは違う」

二〇年八月上旬のある日、私にそう述べたのは、コロナ分科会にマクロ経済の専門家として加わった小林慶一郎だ。

経済産業省の官僚だったキャリアを持つ小林は、リアルの政策決定プロセスに詳しく、官庁にも人脈が広いうえ、その動向にアンテナも高い。のちに雑誌への寄稿などで率直に尾身や政権に対して鋭い批判を展開することになるが、この時——すなわち第二波が全国を覆った二〇年八月五日水曜日——大臣の西村を外して単独で緊急会見を開き、再び前に出た尾身についていえば、これを評価していた。

尾身の会見の目的は、「感染対策ができなければできるだけ帰省は控えてください」という、国民への呼びかけだ。配布した紙の冒頭に記した「次の分科会開催を待たず(略)提言を行う」という一行で、内閣官房が準備した次の会議を待っていては手遅れになるという、専門家の意思をはっきりと示した。

小林が「政治だ」と述べたのは、感染症疫学者、エコノミスト、県知事までが居並ぶコロナ分科会で十八人の統一した提言を三日でまとめた手法のことだ。翌日、そのことについて電話で訊ねると、尾身は「また、ルビコン川を渡った」と短く感想を述べた。

「担当の西村大臣と一緒に会見をやるか、やらないか——考えたうえで私は、一人でやらせてくださいと言いました。大臣は一緒にやりたいとおっしゃったが、それだと国民の受け止め方がちがう。Ｇｏ Ｔｏキャンペーンがあんなことになっちゃったからね」

「あんなこと」とは、専門家が意見を言うべき機会を与えられなかった七月の分科会のことだ。政治と専門家を切り分けること、つまり政府からは独立したかたちで発信をすることに意味があった。

とはいえ、呼びかけ文の文面は「帰省をできるだけ控えて」のシンプルな内容を伝えるにしては、入り組んだ順番になっている。

〈新型コロナウイルス感染が広がっている現状では、帰省する場合には、「基本的感染防止策」の徹底や三密を極力避けるとともに、特に大人数の会食など感染のリスクが高い状況を控えるなど、高齢者等への感染につながらないよう注意をお願いします〉

〈そうした対応が難しいと判断される場合には、感染が収まるまで当分の間、オンライン帰省を含め慎重に考慮していただきたい〉

強調したいのは、後段の「オンライン帰省を」にある。ただ、それを主文にはせず、例外に置いた。経済回復を重んじる官房長官の菅義偉のこだわりに心を砕いた痕跡が見て取れた。

菅は、この時期、口を開けばＧｏ Ｔｏの意義を口にした。

高齢者がいる実家への帰省について慎重な口ぶりの西村の発言との整合性を記者から問われると、「（西村は）都道府県をまたぐ移動を一律に控えてくださいと言っているわけではない」と解釈を示してみせた。だが、政府からのメッセージを示すなら急がないといけない。利用者が「Ｇｏ Ｔｏの助成があるから」と旅行の日程を決めた後に政府が「待った」をかければ、キャンセル料負担をどうするのだという利用者からの批判に火がつきかねない。「見解を示すなら早くしないと」と、小林が尾身に電話して伝えたのが八月三日月曜の午後。尾身はそうですね、と肯んじた。矢継ぎ早に携帯をかけまくった。

一日あまりで尾身は第一稿、第二稿と書き直し、官邸への根回し済みの最終案を分科会メンバーにメールしたのが、八月五日水曜日の午後三時半。感染症学の押谷の意見はもちろん、「帰省を禁止するよりオンライン帰省を奨める方がいい」という、行動経済学者の大竹文雄（大阪大学大学院教授）の助言も溶かしこんだ。

意見を求めるメールに書かれた修正意見の〝締め切り〟は一時間後。修正意見はほとんど出ない、出せない状況に置きにくるあたりに「強い意思」、少し堅苦しくいえば「政治技術」が感じられた。内閣官房を通じて、菅がいる官邸にも了承を取り付けていた。

「政府だけでは動いていかない」が尾身の口癖だった。「政府の二歩、三歩先を行っても政府はついてこられない、だから半歩先を示すのが大事なんだ」と。

感染症と経済のバランスを調整して解を示すのは、本来、政治の仕事のはずだが、その日、その日、ひとまず線を引かないと先に進まない。尾身は、政治の領域とも重なるそんな役目を引き受けるようになっていた。ただ、この距離感はとてもむずかしいバランスの上に成り立っていた。

「今日は突きつけるんですか」

ＧｏＴｏキャンペーンに東京都が加わるのは十月一日だが、すでにそのころ、第二波の終わりの下降傾向も底を打って上昇をはじめ、十一月十日には全国の感染者数が千二百七十九人と、前日とくらべ五百人以上も多くなった。

十一月十一日にＮＨＫニュースウオッチ９に出演した尾身は、「（感染の）増加要因と下降要因の均衡が破れつつある」と危機感を述べたが、六月の「卒業論文」で「専門家は助言を行い、政府は提言を参考に決定する」と整理した考え方に立って、声高に意見を打ち出すことは避けていた。

ただ、水面下では、西浦（八月から京都大学大学院教授）と押谷が、代わる代わる神経質な声で足下の〝変調〟を報告していた。分科会やアドバイザリーボードの感染症専門家が東京・乃木坂にある国際医療福祉大学の会議室を拠点に毎週末に開いていた専門家有志による勉強会の場である。

分科会に出席していたエコノミストの小林慶一郎はこのころの感染症専門家のようすについ

て、「空気がガラッと変わ」ったと書き残している（月刊「文藝春秋」二一年三月号）。東京都の新規感染者数だけを見れば二百〜三百人程度で、八月下旬とさほどかわりないようにも見えるが、それは感染の「下り」の局面のことだ。この「上り」が生じてきたのを見てとった彼らは口々に「どんどん増えるぞ」と言い、顔色がちがっていた、というのである。これが、感染爆発への入り口だった。

じつはこの十二日には、「分科会から政府への提言」として、「（国民の）行動を変容させるような（略）情報発信の強化を迅速に進めていただきたい」と注文をつけている。「Ｇｏ Ｔｏ停止」と明確に記してはいないが、小林によれば「実際の分科会ではＧｏ Ｔｏをやめるべきだという意見が多数を占め、菅首相にはこの文言からくみ取ってほしいという願いがこめられた提言」だったという。だが、政府に動きはなく、尾身たち分科会の専門家たちはあせりを深める。十一月十六日の月曜日、尾身は押谷、西浦ら専門家に電話をかけ、「厳しいことを言わないといけないかもしれない。手伝ってください」と伝えている。

十一月十九日木曜日の夕刻、厚労省の五階はむせかえるような熱気だった。前の日、全国の新規感染者数が初めて二千人を超えた。潮目の変化は医療現場にまで及んでいた。こうなると、いったんＧｏ Ｔｏを止めて人流を抑え込み、また感染者数が下がってきたら再開する、「ハンマー＆ダンス」の手法しか道はない。それを、菅首相に対して誰が進言するのかであった。

アドバイザリーボードが開かれる厚労省の建物は南北に細長く、廊下も狭い。大人二人がやっとすれ違えるほどの幅しかない。エレベータが開くたび、待ち受けた記者が出席のためやってきた専門家に群がって廊下に栓をしたようになった。

「きょうは突きつけるんですか」と質問を発したのは女性の記者で、問うた相手は事務次官の樽見英樹だった。Ｇｏ Ｔｏを止めろと官邸に言うのか、という趣旨の率直な問いに、樽見次官は苦笑で返した。

「Ｇｏ Ｔｏ停止」は、本当にやるなら、動き出した人の動きを止めることになる。緊急事態宣言ではないが、やはり感染を押し下げるハンマーになる。ただ、ハンマーは打ちおろすタイミングが難しいと示唆したのは、感染症危機管理が専門の〝アイスホッケーマン〟齋藤智也だった。強制的な方法がとれない法体系だから、と齋藤はいう。

「遅くても早くてもだめ、みんなが『ここだ』という瞬間でないとだめなんです。国民の協力によるの法律の枠の中でやる以上、六割、七割の人が〝もうやってくれ〟と口をそろえる瞬間を見定めないと。その瞬間よりも早ければ協力を得られず、遅ければどうして遅れたのだと批判が出てまた協力が得られなくなる」

そのタイミングはすぐにやってきた。

両すくみのジレンマ

翌十一月二十日、全国で感染者数は二千四百十四人と、またもや最多を更新。しかも北海道や大阪にくわえ、地方の岩手、大分、山口で過去最多と全国的な広がりを見せていた。これから換気がむずかしくなる冬も深まり、年末に向け忘年会シーズンに突入する。感染が起きやすい大人数での飲食の機会は増える。今すぐ決断してもらわなければいけない――。

午後六時半から始まった分科会は、腹をくくったように、出席した感染症と経済の専門家十七人が足並みをそろえた。会議室の扉が閉まって三十分後の七時のＮＨＫニュースで、終わってもいない分科会について「Ｇｏ Ｔｏキャンペーン見直しの議論が行われている」と記者のリポートが入った。

それほどまでに世間の目が注がれていた。分科会の構成員で、二時間ほどの議論を終え、最初に会議室から出てきた〝駒込病院の赤ひげ先生〟の今村顕史は歩きながら少し頬を紅潮させ、「判断が遅れるほど経済の回復も遅くなるから、経済の人たちも医療の側も、次のステップに行かなくちゃいけないという認識を共通して持った、大切な日になった」と語りながら出口に向かった。

会議で明らかにされた提言書のタイトルは、「私たちの考え」。そこで打ち出したのは、「Ｇｏ Ｔｏキャンペーン事業の運用見直しの検討」という提言である。

そこには、次のように書かれていた。

〈一般的には人々の移動が感染拡大に影響すると考えられる〉

〈現在の感染状況を考えれば、幾つかの都道府県でステージⅢ相当と判断せざるをえない状況に、早晩、至る可能性が高い。（略）感染拡大地域においては、都道府県知事の意見も踏ま

え、一部区域の除外を含め、国としてＧｏ　Ｔｏトラベル事業の運用のあり方について、早急に検討して頂きたい〉

しかも、受け入れてもらいやすいよう、「感染拡大の早期の沈静化、そして人々の健康のための政府の英断を心からお願い申し上げる」とも記してあった。Ｇｏ　Ｔｏトラベルの一部地域の除外と飲食店の時短営業要請など、六項目の具体的な対応を政府に求める、思い切った提言だった。

感染拡大の中心地である東京都でみると、二百人、三百人、五百人と増えてきた新規感染者数がこの数日後の十一月二十二日には三百九十人、二十三日には三百十五人、二十四日は百八十八人と、二百～三百人程度にまでやや減っている。二週間前の十一月半ばの感染急増にハッとした人々が行動を控えた数日があったとみられ、歴史にｉｆは禁物だが、「私たちの考え」を受けたタイミングで強く介入していれば一気に抑え込めたかもしれない。

だが、菅はここで決断はしなかった。

十一月二十日の提言である「私たちの考え」が発表される数時間前、菅は、参議院本会議で「今後も（Ｇｏ　Ｔｏを）適切に運用していきたい」と答弁している。翌二十一日土曜日の夕方にしぶしぶ政府対策本部を開いたが、感染拡大地域を目的地とする旅行の新規予約を一時停止すると決めただけ。流行地域を出発地とする旅行は対象外であり、また、停止決定は「まずは知事に判断いただく」と国のイニシアティブで決めはしなかった。また、これに反応して大阪府の吉村知事（対象地域は大阪市）と、北海道の鈴木知事（同・札幌市）がＧｏ Ｔｏの一時停止の対象地域として名乗り出たが、はるかに人口規模が大きく、観光客の〝供給源〟である東京都は手を挙げなかった。

都合が悪くなると、記者に質問する機会を与えないのが都知事の小池流の自己防衛術だ。

十一月二十日の午後二時から都庁六階の会見室で記者の前に立った小池は三十九分間の記者会見の時間中、じつに二十三分間もの時間をのらりくらりと都の事業の説明に費やした。

最初に話した「会食は小人数で」など「五つの小（こ）」の呼びかけはまだしも、ソーシャル・エンジェル・ファンドの云々、東京ストリートヒューマン1st（ファースト）の云々、みんなでいっしょに自然の電気（みい電）のキャンペーンの云々――。カタカナ語や造語という小池好みではあるが、危機の局面でトップが語るニュース性とは無縁の、資料配布すれば済む内容だった。

奇しくもこの日、東京都ではトラベルに続き、一万円で一万二千五百円分の食事ができる「Ｇｏ Ｔｏイートプレミアム付き食事券」の販売がスタートしていた。質疑応答で記者が「神奈川県では中断したが都も制限するか」と聞くのは当然だったが、小池の口から出たのは「事業主体は国であり、（運用は）東京商工会議所が担っている」の一言だった。別の記者も食い下がったが、「トラベルも、イートも国が責任を持ってやっておられる」「国の動向を見ながら判断していきたい」と、国にボールを投げ返した。

菅は「まずは知事が判断を」といい、小池知事は「国が判断を」と返す。両すくみのような状況に陥って対策が前に進まない。尾身の分科会は、国と東京都が足並みをそろえるよう提言に記していたが、どちらからも歩み寄りのないジレンマにおちいった。

このころ、コロナにかかって入院した一人に、立憲民主党の国会議員の小川淳也がいた。十一月十六日の夕食後に悪寒を感じたその深夜に熱が三十九度まで上がり、翌日、都の発熱相談センターに指定された病院まで議員宿舎から一キロ歩いた。抗原検査を受けると陽性だった。十一日の入院で三度、高熱に襲われる波がきたという。一ヵ月後の十二月二十七日、党の同僚の参院幹事長、羽田雄一郎がコロナに感染後に急逝した。

小川は、こう話した。

「（羽田さんが）亡くなったのは発熱の三日後、検査に向かう途中で容態が急変したそうです。検査に辿り着くまでの数日の遅れ――私と違いがあるとすればそこかもしれません。私が発熱した時期は東京都の一日あたりの感染者数がまだ二百人程度の頃。都の発熱相談センターへの電話も一回でつながり、すぐに案内されました。ところが、羽田さんのころには感染者数は七百人を超えて検査が逼迫していました」

政治指導者たちが浪費した時間が、小川と羽田の明暗を分けたのである。

「いろんな人が、いろんなことを言うし」

菅がＧｏ Ｔｏに強い思い入れがあったのに対し、小池のほうは「国が決めた」というかたちにこだわった。そもそも夏のスタート時点で、菅の判断で東京都を除外した以上、止めるのも国だ、という主張には一理あるようにも見える。ただ、この対立の源流をたどれば、一六年の都知事選で都議会のドンこと、故内田茂と結んでライバル候補を擁立した菅と小池の間の因縁にいきつく。因縁にとらわれているせいか、二人は迷走した。

分科会が「私たちの考え」を発表し、世論が事態の悪化に懸念を深めていた十二月一日、首相官邸で行われた小池と菅のトップ会談には注目が集まった。そこで出た結論は、「高齢者と基礎疾患のある人の利用自粛を求める」ということだった。そうと知った時、尾身は「私たちの具申をわかってくれていなかったのか」と強い違和感を口にした。あまりにピントがずれていたからだという。

押谷が行った解析によれば、旅行を含めた移動歴がある人が二次感染を起こす頻度は二五％、移動歴のない人よりも三・四ポイント高かった。しかも、移動にともなって感染を広げているのは、九〇％が十代から五十代の人、つまり、若い人の移動こそが、感染を拡大する要因になっていた（十二月三日開催の厚労省アドバイザリーボード提出資料）。

病床は確保した、という厚労省のペーパーワークを嘲笑うように、医療の深刻化は早かった。十一月二十日以降、わずか一週間で全国の重症者が三百人台から四百人台まで百人以上も増えた。こうなると、もう医療崩壊の声があちこちで聞かれた。全国の病院で通常なら助けられる命を助けられなくなる医療崩壊が現実のものとなっていた。

都は、分科会の提言を受けた国から、飲食店の営業終了時間を午後八時までに早めるべきだと促されていたが、小池は「時短要請の効果は不透明だ」といって拒み続けた。

東京のように域内全域に流行が広がっていると、対策の範囲を限定しにくいのは確かだ。だが、都の感染者が五百人を超えて都庁内での緊迫感も高まってなお、要請に応じた飲食店への協力金を支払うための財源不足を言い訳にして拒んだ。それまで四度の支払いで貯金にあたる財政調整基金が一千億円を切る事態に一時なったからだが、コロナ禍で行われなかった公共工事資金などで余剰が生まれ、年度末には千七百億円にまで回復する見通しも見えていた。

十一月二十五日、都は二十八日以降、時短要請を発表するが、午後十時までの営業は容認した。さらに分科会の専門家たちが効果のエビデンスがあるとして促していた午後八時までの深掘りに踏み込むのは年末の感染爆発を経た年明け、小池が国に「緊急事態宣言」を出すよう要請に行った日の翌一月三日まで待たなければならなかった。

小池の責任はもちろん問われるべきだが、国の最高権力者である菅が、すぐに「感染拡大地域のＧｏ Ｔｏ事業の見直し」を表明していれば終わったはずだ。ところが、お互いが相手にババをひかせようと時間を浪費し、「本当の敵」であるウイルスがのさばるのを許した。

尾身は、菅の人物像について「一連のやりとりをする中で、菅総理には『堅いところがある』と感じました。堅いというのは、信念があるということ。私たちの提案に対して、簡単には動いてくれなかった」と語る。

もう理屈ばかり唱えてはいられないと考えた尾身は十一月二十七日、衆議院厚労委員会に出席し、「個人の努力だけに頼るステージは過ぎた」とやや強い表現を使った。「煙たがられてもいうべきことはいわなければいけない」という自分の考え方について勉強会のメンバーにも意向を聞き、彼らの賛同も得ていた。

「ただ、批判にならないよう表現は熟慮しました。批判することは簡単ですが、首相や都知事に異議を申し立てるかたちになれば『政府と分科会の対立』という構図で報じられ、人々の関心がその一点に集約されてしまう」と尾身は語った。

十二月二日、九日の国会でも「人の動きを控えるべき時期」「（Ｇｏ Ｔｏは）感染を下火にしてからやるほうが経済にも（よい）影響がある」と訴えた。

何かを感じとったのか、菅から声がかかったのは十二月三日のことだ。岡部、脇田とともに尾身は官邸に呼ばれた。忖度せずにいうべきことをいう——こうした局面で重要なのは客観的事実だ。県境をまたいだ移動と感染拡大の相関関係のグラフを見せ、Ｇｏ Ｔｏトラベルについて「何度も申し上げて失礼ですけれどもお願いします」と、Ｇｏ Ｔｏトラベルの中止を要請した。菅は黙って話を聞いたうえで、じっと考えていた。そしてテーブルに載ったグラフを見ながら、こういった。

「あなたたちのいうことはわかるけど……いろんな人が、いろんなことをいうし」

感染対策と経済回復の間で「苦慮されていると察した」と尾身はいう。

Ｇｏ Ｔｏを進めるにあたって、菅は観光族のドンと呼ばれた党幹事長の二階俊博と地方の中小・零細企業に支持層の多い公明党と歩調を合わせてきた。党内外に及んだ二階の政治力、創価学会のパイプはいずれも二〇二〇年九月の総裁選で菅が総理総裁の座に上り詰めた際の支えとなってきたものだ。七月のＧｏ Ｔｏスタートの際に、ギリギリのところで感染が急増していた東京都を外したのは、二階・公明・菅の三者が「このまま突入するのはまずい」と折り合ったからだった。

尾身が耳にしたその一言から察するに、この時の菅は、胸騒ぎを抱えつつも、この二者との折り合いが付けられていなかった可能性がある。

厚労省の忖度

官僚機構も忖度が働いたのか、諫める動きはなかった。

首相肝いりのＧｏ Ｔｏは厚労省内で「Ｇｏ Ｔｏ ヘル」と揶揄されていた。政策をいったん止めたほうがいいに違いないが、進言すれば自らのクビが飛ぶ、という自嘲の表現だ。

民主党政権時代からの医系技官が、自民党の政権復帰で前政権に協力したとしてラインから外されたといわれるが、省内の及び腰の空気をさらに強めたのは、医系技官トップの医務技監、鈴木康裕が二〇年七月末で退任させられた人事だと囁かれた。もちろん在任三年は長いが、危機の途中だ。安倍が推していた抗ウイルス薬のアビガン薬事承認が実現しなかった責任をとらされたとも語られた。トップに諫言をする空気が失せたと考えるのはおかしくない。

尾身らと官邸のつなぎ役になっていた内閣官房新型コロナウイルス感染症対策室はどうかといえば、こちらで問題になったのは、「忖度」だった。

内閣官房に経済産業省から出向した職員のなかに、「航空旅客数」と「感染者数」を用いて「因果性は確認できなかった」というペーパーを作成してアドバイザリーボードに提出する官僚がいた。経済学のグレンジャー因果性という計算方法を用い、〝移動すなわちＧｏ Ｔｏは感染拡大とは無関係〟という命題を証明しようと試みたのである（十一月十九日開催の厚労省アドバイザリーボードへの内閣官房・内閣府作成資料）。グレンジャー因果性とは、ある時系列が別の時系列の予測に役立つかどうかを判断するための統計的仮説のことだ。

もちろん、さまざまな見立てを戦わせる論戦は、弁証法的に感染対策と経済再生の両立の道に接近しやすくなり、国民の利益にかなう。

ただ、コロナは、「外ですれ違う人が増えたから感染する」という病気ではなく、「三密の環境下で大声で話す」といった特定の状況下で爆発的に拡がる病気だ。注意深い夫婦がマイカーで田舎の寺を見に赴き食事をして帰京するだけなら、リスクは低い。これに対して地方から感染拡大中の東京に大人数で赴き、関係者で会食するような行動は感染のない地域にウイルスを持ち帰るリスクが高い。実際、十一月には、宮城県下の首長や議員がそうした団体出張で感染拡大を起こす事態が起きていた。問題は、このハイリスク行動によるクラスターなのだ。

ウイルスの特性を考慮していない分析として、この日の会議で内閣官房の資料には感染症専門家からきびしい指摘が相次いだ。しかも、この日で終わらなかった。

翌週十一月二十四日の会合で、今度は、箱根山の国立感染研究所でデータ解析にあたっている鈴木基が「実効再生産数」「人流」「気温」を用いて、〝人流が増えると二次感染が増える〟というデータを提出した。すると事務局の厚労省はこれを「机上配布（非公開）」の取り扱いにしてメディアやホームページには公開しない、と言い出した。当然、専門家サイドから「内閣官房のグレンジャーは出してこちらは出さないのか」と批判が噴出したが、厚労省は、「（結論が）一人歩きしかねず、いただいた分析を受けた対応に検討を要する」という理由で頑（かたく）な姿勢を貫いた。

さらに次の会合があった十二月三日、鈴木が、こんどは逆に〝人流が減ると二次感染が減る〟というデータを提出すると、厚労省は何もいわずに公開した。首相の菅への忖度のため、さらに時間を浪費していたのである。

サルでもわかる資料を出せ

早い段階から専門家の積極的な働きかけに期待していたのは、元総務官僚で鳥取県知事の平井伸治だった。知事は四期目。一期目の〇九年に新型インフルエンザの流行と対峙した経験を持ち、東京と鳥取を往復しながら、知事会を代表して分科会に出席していた。

分科会の渾身の提言「私たちの考え」の後も東京のＧｏ Ｔｏは止まっていなかった。その次の十一月二十五日の分科会の議事概要に、平井のこんな発言が残っている。「ステージⅢの運用について、専門家のほうから『こういうところは対策が必要である』と言うことを現場は待っている」という発言である。

いちばん上のステージⅣは緊急事態宣言を出すべき状況であり、Ⅲは、その一歩手前の感染レベルのことを指していた。ただ、どのステージに該当するかを判定するための根拠となる数値は専門的で、一般人に緊迫感は伝わりづらい。また、数字のうえでステージⅢやⅣの危険な水準を超えていても、ステージのどこにあてはまるかは、国や地方自治体の総合的な判断にゆだねることが分科会のコンセンサスになっていた。設計者（専門家）は黙っていること（サイレント）も決めていた。平井が振り返る。

「やはり（東京都は）動くべき時だったと思います。実際、専門家の先生方は非常に問題視していたし、殺気立ってもいた」

ステージ判断において専門家たちは「サイレント」のルールだが、東京都が動かないこの局面にきてみると、「それは違うのではないか」と声を上げたのが、前述の議事概要に残されていた平井の発言だ。その時の会議室の空気について平井が語る。

「その時、私は『サルでもステージⅢとわかる資料を分科会の専門家から出すべきではないか』と申し上げたんです。誰が見ても『厳しい対策に踏み出すべき段階に入った』と一目でわかってもらえるような資料があれば、報道を通じて住民の方にも『（厳しい対策指示が出ても）もう受けとめるしかない』とわかってもらえるのではないか。そうなれば知事も判断しやすい環境になるのではないか、と。『サルでもわかる』という言い方が先生方の笑いを誘いましてね」

平井は、どの都道府県がどの水準にあるか、「ステージⅢならオレンジ」「Ⅳなら赤」などと、一目でパッとわかるようにしたらよいと説いていた。六つのうち五つがオレンジ――そんなポンチ絵を分科会が出せば、専門家の判定と見てとったメディアが「東京都・ステージⅢ」というヘッドラインで報じるのではないか、というのである。

感染が急激に広がる局面であれば、ステージⅣに行く前にブレーキをかけたほうがいいに決まっている。しかしそのステージ判断は知事の責任とされると、「重荷になる」という言い方を平井はした。

「強い対策に切り替えるとなると、知事は地元の観光やもろもろの業界のことを考えはじめて圧力を感じますし、やるべき対策を取らなくなってしまうかもしれない」

「国が責任を持つべきこと」と小池が繰り返し、自分から判断するのを回避しようとしていたのは、選挙の票がちらつくからにほかならない。国会議員による投票という間接選挙の首相も、小選挙区制度導入以降は、衆院選が事実上、首相を決める選挙の性格が強まっている。小池と菅の国民に痛みを伴う選択の押し付け合いは、移ろいやすい民意に政治家が翻弄されている象徴的な出来事ともいえるのだった。

十一月二十五日、平井の指摘を受けたあとの分科会の提言でも、ステージⅢの自治体がどこかは明示していなかった。ただ、記者会見の場で尾身は、記者の質問に答える段になって、相当する自治体は、すでにＧｏ Ｔｏ停止を表明していた大阪と札幌のほかに「東京二三区」「名古屋市」だと口にした。

小さくではあるが、自ら作ったルールである「サイレント」の殻を破る方向に踏み出した。尾身は、この時期、「揺れ動いていた」と語る。黙っていれば感染は拡がる。だからといって反射的に行動すれば、自分たちが言ってきたルールを恣意的に曲げることになる。

これまで「政府の半歩先を示す」が尾身の口癖だった。分科会の提言でも、手をつけてほしい対象であるＧｏ Ｔｏとはあえて明示的に書かなかったり（十一月十二日）、書いた時でも

「英断をお願い申し上げる」と書き添えたり（十一月二十日）した。そうした姿から、半年前の六月に発表した「卒業論文」で「専門家は助言を行」うと整理したこと、すなわち判断するのは政府である、と宣言したことと矛盾しないよう気を配っていることが私には察せられた。ただ、遠慮が過ぎると感じる時もあった。

ある若手専門家によれば十一月二十日の朝の段階でも、提言後の会見向けに「移動そのものは（感染拡大とは）関係ない」というフレーズを使おうとしていたところ、それを知った専門家の多くから「疫学者として恥です」などと強い反対論が出て、「Ｇｏ Ｔｏトラベル事業が感染拡大の主要な要因であるとのエビデンスは現在のところ存在しないが」という表現に落ち着いたという。菅が後々まで「分科会で『移動については感染の可能性は低い』と提言をしていただいている」と言いつづけたのは、そうした尾身の揺らぎを見てとってのことであったように思えた。

Ｇｏ Ｔｏ全国一律停止

十二月十四日、大阪大学名誉教授の免疫学者、宮坂昌之は招かれた官邸で、異変を感じとった。先に昼食の席に就いていると、総理、遅れますという伝達が十二時を過ぎてから来た。午前中の会議が延びてずれこんだのだ。

新聞の首相動静を見ると、宮坂との会食は正午からの予定だったが十五分過ぎから始まっている。その前の時程は、十一時二十七分、厚労大臣の田村憲久、コロナ対策担当大臣の西村康稔が入室、間もなく官房長官の加藤勝信、国交大臣の赤羽一嘉も加わった。ここに総理大臣を含めた五大臣会合である。

宮坂は、政府に助言する専門家だけでなく、政府に批判的な医療関係者からも信頼が厚い。宮坂は、ファイザーなどが開発したｍＲＮＡワクチンについて、安全性のデータの不十分さから「当面、私は打たない」と表明したり、のちにデータが蓄積されると、「打ちます」と表明したりした。初めてのウイルスに初めてのワクチンのことはもちろん、一般の人たちが判断に迷って当然のコロナ治療の話題で、わかりやすい情報発信が支持されていた。

昼食が始まると、菅は、ワクチンや人工抗体薬についての見解を聞いた後、Ｇｏ　Ｔｏへの所見を聞いた。宮坂は、Ｇｏ　Ｔｏの影響で感染者が増えていることは間違いない、と述べた。反論がくるかと身構えたが、意外にもかえってきた答えは、「午後の会議で調整します」という反応だった。そして菅は「八〇％の国民にノーと言われていますから」と、週末から月曜にかけての世論調査のことを口にした。

この日明らかになったＮＨＫの世論調査で菅内閣の支持率は四二％。前月から一気に十四ポイントも急落していた。Ｇｏ　Ｔｏトラベルを「続けるべき」は一二％だったのに対し「いったん停止すべき」が七九％だった。

二時間後、官邸ロビーに姿を現した菅は、「Ｇｏ　Ｔｏトラベルを全国、いったんは停止をすべきであるという決断をしました」と表明した。

「全国一律停止」は専門家が提示したよりぐっと踏み込んだ決断だが、菅・尾身会談からしても二週間が経っていた。コロナは時間の経過とともに指数関数的に感染が急激に増える。

東京都内で新規感染者が六百人、八百人と、さらに鋭角に上昇をするのは十二月半ば。逆算すれば、この会見のころに拡大したとみられる。Ｇｏ Ｔｏ停止ではもはやおさまらず、もっと強い対策——緊急事態宣言が必要になりつつあった。

「宣言を出すべき」といえず

尾身と押谷は、毎日のように官邸向かいの八号館でコロナ対策担当大臣の西村康稔と会い、感染状況や医療体制のデータとにらみ合っていた。十一月から二ヵ月間、ずっと頭を悩ませてきたのは「東京問題」だった。全国に染み出す源は東京都であり、その急所である飲食店をおさえる営業時間短縮要請を中心にした対策を提言してきた。

都はいっこうにこうした対策を採用しようとはしなかったのに、大晦日に感染者が激増（千三百人超）した直後の一月二日、都知事の小池は近隣三県知事をさそいこむかたちで西村を訪ね、緊急事態宣言の発出を要請した。時短の強化にも踏み出し、世論は東京都の動きを歓迎する流れをつくり出した。

皮肉なことに、こんどは緊急事態宣言に踏み込まなかった分科会に批判が集まった。一月二十七日の参院予算委員会で「緊急事態宣言は年末に出すべきだったか」と野党議員から問われると、尾身は「経緯からすればとくに遅かったとは思わない」と述べた。

この点は点検をしておく必要がある。年末に尾身はあらゆるインタビューに応じ、外出自粛の呼びかけに汗をかいていた。だが、対応が後手に回る菅に対して、尾身は適宜、適切なアドバイスができているのか。菅のほうから尾身に耳を傾ける関係を築けているのか。この関係には危うさが感じられたからだ。

官邸を相手に手こずる尾身や押谷といった上の世代の専門家のことを心配していた一人は、〝青年将校世代〟の国際医療福祉大学大学院教授（当時）の和田耕治だ。

和田は、「現場で専門職として力を発揮することに生きがいを見出してきた」と話す、フットワークの軽い公衆衛生医だ。東日本大震災では、被災地や福島第一原発の職員の健康管理に一肌脱ぎ、コンゴの黄熱病対策にあたる国際緊急援助隊に加わったこともある。厚労省アドバイザリーボードで、政府に助言する立場にあった。その和田がＮＨＫ「おはよう日本」で、「緊急事態宣言を出すべき時期にあるのではないか」と述べたのは、Ｇｏ Ｔｏ一律停止決定の四日後にあたる十二月十八日金曜日である。

悩ましいハンマー

和田が政策決定に近い分科会委員ではなく、アドバイザリーボードの構成員だったことは、和田が踏み出しやすい条件だったかもしれない。官邸は宣言を出さない腹積もりであること、霞が関にもそれは伝わっていて分科会もその意識が強かったことを、分科会構成員で経済学者の小林慶一郎は後に語っている（月刊「文藝春秋」二一年三月号）。

ＮＨＫのスタジオに立った和田は、用意したメモに目をやりながらつづけた。

「これまでの呼びかけだけでは、歯止めがかかっていない。医療が逼迫している状況が全国に拡がる中で、切れるカードとしては政府の緊急事態宣言しか残されていない」

クリスマスの十二月二十五日まで一週間は準備する時間がある、という目算があっての発信ではあった。しかし放送直後、尾身を含めた先輩専門家たちにメールで「出過ぎたことだったかもしれません」と報告したが、尾身はまだサイレントのルールに悩んで返信できない。

同年代で官僚組織にも目配りの利いた〝アイスホッケーマン〟の齋藤は、「あれは博打だった」と、また違った見方をした。

「十二月半ばはまだ世の中に宣言を受け入れる雰囲気がなかったと思います。特措法の宣言は、最後の手段であるのにもかかわらず、世の中が受け入れなかったら終わり。公的な専門家があぁして打ち出して、『そんなのはまだ早い』などと水をかけられたら、そこで終わってしまいます。協力を求めるチャンスは一度しかない」

和田が発言した十二月十八日、首相の菅と幹事長の二階ほか八人によるステーキ会食のことを問う記者たちに対し、麻生太郎財務大臣が「会食だけ気をつけても話になりませんな。(会食は四人以下でと専門家は言っているが)六人家族だったら飯は一緒に食うなということ?あなたの意見ですか」と強気でいう場面があった。政府首脳らが自分たちの会食を正当化していながら、国民には自粛を求めるという矛盾を孕(はら)んでいた。

こうした政治状況でいきなり緊急事態宣言を打ち出せば、世間が激しく反発した可能性はある。それを押してもやるべきだったかどうかは悩ましいという指摘だ。

翌十二月十九日に私がインタビューした際、尾身の答えはまだ感染が落ち着く可能性を期待しているようすであった。

「大事なのは、どう出すか、何をやるのか。緊急事態宣言が先ではなく、感染が高止まっている原因に対応したことをやらないと。もし、下がってくるなら宣言を出す必要はないでしょう」

十二月二十三日、分科会はさらに追加の提言（東京都に対応を迫る内容）を出した。そこには、「幅広い事業者を休業させるような緊急事態宣言を出す状況にはありませんが、このまま感染拡大が続くとさらに医療が逼迫することは明らか」と書いていた。分科会後の会見でも尾身は同じことを述べている。

十二月二十五日、年末年始の行動自粛を求める記者会見で、首相の菅は二日前の尾身の発言を拾うかたちで「尾身会長からも『今は緊急事態宣言を出す状況ではない』と発言があった」と語った。これに対して同席した尾身は、「今やれる急所をやることが重要」と菅に合わせた。

このとき疑問を感じた和田は「出すかもしれないということは言ってよかったのではないか」というメールを尾身に送ったが、またも返信はなかった。十二月二十五日の尾身の会見を見ていた齋藤は、「不用意に匂わせればいざという時のハンマーの力を失う。そうはしたくないと思ってのことだと受け止めた」と語った。

強制力がなく、もっとも人々が同調できるタイミングを見計らって「せいの」で踏み出しかない日本の緊急事態宣言は、感染が増えたからといって効果がいつも保証されたものではなかった。二〇年四月の一回目の宣言の例からしても、国民がどきりとするような高い数値が出てはじめて効果的になるという悩ましい代物だった。

人々の理解と共感を得なくては対策を進められない――。それは、いずれ菅に宣言を受け入れてもらう腹づもりの尾身の悩みでもあった。専門家として言ってきたことを守りつつ、自分にできることはすべてやり尽くして初めて首相にも「もう宣言しかない」と受け入れてもらえる。そのタイミングまで不用意に口には出せなかったのである。

大晦日の数日前、もやもやした気持ちを抱えて勉強会を終え乗り込んだエレベータで、和田は、内閣官房参与として菅と分科会のパイプ役もつとめるようになっていた岡部と、尾身がいっしょに乗っているところに出くわした。尾身が「今回の宣言は歴史の審判を問われるね」と口にすると、岡部は「そりゃそうですよ」と応じていた。和田は「あえて口に出さないだけで、考えているのだと知って、少し安堵しました。重いものなんだ、簡単なものではないんだ、ということもわかった」とふりかえった。

ただ、これで終わりではなかった。クリスマスまでは五百人から七百人で推移していた東京都の新規感染者数は二十九日、三十日、三十一日で、八百人、九百人、そして一千人を超えるまでに膨らみ、六十人前後だった重症者数も八十人台へと膨らんだ。

融通無碍な小池、堅い菅

尾身は二〇二三年に刊行した著書『１１００日間の葛藤』でこう記している。

「ついに２０２０年12月30日、東京都のモニタリング会議で『通常の医療提供体制が逼迫し、破綻の危機に瀕している』と、大曲貴夫国立国際医療研究センター国際感染症センター長が述べた。これは事実上、ステージⅣと判断したことになる。

私たちは翌12月31日の大晦日に緊急の勉強会を開き、緊急事態宣言発出の必要性を議論した」

本来ならば東京都のことは都民に選ばれた都知事が「ステージⅣ」と総合的に判断し、緊急事態宣言に踏み出す意思表示をするものだと尾身は期待していたが、この時点で、小池自身に動きはない。大曲はモニタリング会議の主要メンバーだが都知事ではないし、医療者としての評価だ。

それでも、都知事の助言組織の評価だから「都側が判断を示した」と説明できなくはない。少なくともこの時の尾身は、サイレントのスタンスから切り替えるためのギリギリのロジックを必要としていた。「卒業論文」と矛盾しないロジックである。この日の勉強会の出席者によると、押谷から宣言に否定的な意見が出たが、尾身は「じゃあどうやって下げるんだ」と声を荒らげる場面もあったという。

のちのアドバイザリーボードなどの評価によれば、東京都は大晦日にかけての五、六日間に感染が増加し、十二月三十一日には千三百五十三人というケタ違いの感染者が報告された。例年のインフルエンザでは、子供の学校が休みになるこの期間に感染の勢いが衰えるものだが、この年は逆だった。クリスマスパーティーであつまった者同士が感染し、年末年始に家や実家に持ちかえってさらに次の感染が起きたケースが多かったようだ。

専門家は「忘年会は控えてほしい」「歳末に集まるのは控えてほしい」とくどいほど述べたが、飽きてしまった国民の心には響かず、政治家が額に汗して、噛んで含めるようにして説いたとも言い難い。「今日ぐらいはいいじゃん」という人々の気持ちの積み上がりの帰結が、この急伸であった。そして、人々がこの数字に「あっ」となった直後にすばやく反応したのが、東京都知事の小池百合子だった。

第五章 寄り添うか 突きつけるか

──2021年1月

緊急事態宣言が遅れたことで大きくなり過ぎた山をどうおさめていくのか。緊急事態宣言をどう解除するかをめぐって感染症専門家の間でも意見の対立が深まっていく。その間に近づいてきたのが、夏の五輪大会。専門家の間に、黙っていてよいのかという緊張感が高まる。

参院議院運営委員会で、緊急事態宣言の対象区域に7府県の追加が決まり、事前報告する西村康稔経済再生担当相二〇二一年一月四日、首相官邸で記者会見した首相の菅義偉は、東京都、神奈川県、埼玉県、千葉県を対象に、二度目の緊急事態宣言を出すことを表明した。都知事の小池百合子に出し抜かれた、菅の完敗であった。

きっかけは一月二日、都知事の小池が、埼玉県知事の大野元裕、神奈川県知事の黒岩祐治、千葉県知事の森田健作の三人と連れ立って、コロナ対策担当大臣の西村康稔を訪ったことだ。その場で、速やかな緊急事態宣言の発出を求めたのである。

その小池を動かした背景の一つは、おそらく東京都で千三百五十三人に上った大晦日の感染者数の急伸である。人々はこの数字に驚き、不安を感じた。こうした不安の高まりに反射的に動く神経回路を発達させているのが、小池という政治家だった。

このタイミングなら「最も厳しい対策」を国民は歓迎するに違いない。そうした空気を背景に、小池は三人の近隣県知事を味方につけ、四人で政府に決断を迫った。三時間も粘られた西村は最終的に、「緊急事態宣言を検討する」と言った。途中で何度か中座した西村が電話した相手は、菅だっただろう。

行き当たりばったりではあるが、急所は外さない。その急所とは、「緊急事態宣言は出したくない」という菅の頑なさであった。霞が関は当然ながらこの頑なさに下手に触れないよう忖度を働かせて振る舞っていたし、新型コロナウイルス感染症対策分科会長の尾身茂ら専門家たちもＧｏ Ｔｏキャンペーンをめぐるやりとりを通じ、科学的な理由を並べただけでは簡単には危機意識を伝えきれず、菅を説得できない、という壁に直面していた。

菅と対峙する小池も正念場だった。

緊急事態宣言を勝ち取らなければ、小池も無傷ではいられなかったはずだ。この時（一月二日現在）までにコロナで亡くなった東京都の累計死者数は六百三十一人。菅・小池会談が行われた十二月一日時点までの一週間平均では一日あたり二・一四人だったのが、一ヵ月後の一月二日時点では三・四三人まで一・六倍に増えている。

ここで動かなければ、国の専門家からの度重なる対策要請をかわしてきた小池に結果責任を問う声が高まったに違いない。尾身たち専門家でさえ、菅が忌避する緊急事態宣言について進言しあぐねているのを横目に見て、小池は、まるで自分が「救世主」であるかのような構図に切り変えてしまった。移り気な国民の気分の変化を絶妙なタイミングで汲み取り、「今、緊急事態宣言に積極的な小池」を演じれば風が吹く、とばかりに勝機を見出したのだ。

バカを見たのは尾身たち専門家であった。社会経済への影響を最小限にする対策案を苦心の末練り上げ、政治家が受け入れやすいよう時間をかけてお膳立てをし、自らはステージ判断の意見を語らない「サイレント」のルールをギリギリまで守ってきた。

ところが、国の最高指導者である首相と感染の〝震源地〟である東京都知事の対立で対応はずるずると遅れて感染が広がり、その一方が他方を追い詰めるかたちで、誰もが本当はやりたくない緊急事態宣言になだれ込んだ。専門家が期待する国と地方の協調や先手先手の対策といった期待とは裏腹に、菅・小池のバトルに振り回された。

西村大臣へのロックオン

緊急事態宣言発出を二日後に控えた一月五日の新聞の朝刊には、政府が検討する緊急事態宣言の柱は、「飲食店の午後八時までの時短営業、不要不急の外出自粛、テレワークの推進、イベントの人数制限」といった内容になることが報じられていた。

これは、「外出自粛（接触八割削減）、イベントの中止（延期）、さまざまな業種への休業要請、出勤者の七割削減、一斉休校」といった内容が並んだ二〇年四月の緊急事態宣言に比べると、かなり絞りこまれている。「緊急事態宣言」というと二〇年四月の「接触八割削減」のイメージでいたが、ちがうのだ。イベントの人数制限をのぞけば、十一月に分科会が「私たちの考え」で提言した内容そのものをやるというのにかなり近かった。

ここまで絞った緊急事態宣言ならば十二月中に出せばよかったではないかという皮肉な言い方をする分科会構成員もいた。だが、決定的に違うのは、十二月時よりもはるかに大きな感染の山ができてしまったことだ。いまさらこんな対策ではとても手ぬるい、と神経をとがらせていたのが、数理モデルの専門家で、北大から京大大学院教授に転じていた西浦博だった。「四十二万人死亡」試算以来、専門家集団への反発を誘発しやすい西浦は表立って政府に関する発信を控えていたが、この時は動いた。

その一月五日の夕刻、西浦はシミュレーションを発表し、政府の限定的な緊急事態宣言のプランを牽制した。シミュレーションとはつぎのようなものだ。

〈飲食店の時短営業などに絞った対策では、二月末の段階でも東京都の新規感染者が一千三百人出る〉

〈二〇二〇年四月の緊急事態宣言の効果と同等の効果が得られる対策ならば二月下旬に百人を下回る〉

西浦の主張は、飲食店などの急所対策に絞るのではなく、二〇年四月の第一回の緊急事態宣言と同じような対策をやるべきだ——ということである。NHKなどの取材に答えるかっこうで独自に公表したこのシミュレーションは、夕食時間帯のSNSでつぎつぎと拡散された。

その晩、コロナ分科会は持ち回り会合で、「まさに今、緊急事態宣言を発出する時期に至ったと考える」と記した提言を発表した。ただ、すでに菅が宣言発出の方針を打ち出した翌日のことで、政治に助言するというより、政治の決定を後追いするようなチグハグなかたちになってしまった。数ヵ月後にこの提言のことを訊くと、尾身は「やはり遅かったという思いがあった」という悔悟を語っている。そんな気持ちが入り混じりながら提言を発表する尾身に対し、西浦のシミュレーションのニュースをスマホの情報で拾った記者が、どう思うかと問うた。

尾身は、「西浦先生が言わんとしていることの本質は早く対策を打った方が良いということと、なるべく強い対策を打つ方が早く収束するということ。それについては私も大賛成」と答えた。ただ、その表情は明らかにムッとしていて、「飲食店だけに対策をやるのかという質問の答えはノーです」と返した。

尾身を「理想のボス」と言って憚らなかった西浦だが、「緊急事態宣言への及び腰には問題があった」と話した。

「宣言自体は、政治家が他の手段がなくなったと判断した段階で、自分の責任で『えい』とやるもの。それを科学者が『やらなくていい』と言ってしまったら、その責任は負わされて当然です。だから、尾身先生の立場なら医療逼迫が見えてきた時点で、『いつでもいいです』というスタンスが正解だったのではないか」

分科会は専門家会議の時の反省から「判断・発信するのは政治家で、専門家は助言に徹する」というのが基本的なスタンスだったために、判断が遅れる政権を動かせず、専門家たちは焦りを深めた。合理的な判断ができる政治家を前提にした助言だったが、政治は不人気な決断を下す責任を押し付けあっていた。官僚も政治家への忖度で諫言ができなかった。専門家が期待していたより、政治家は素早く反応できなくなっていた。

そのあたりに機能不全を見てとって、直接、国民の世論に訴えようとしたのが西浦や和田耕治ら四十代の専門家たちだ。

一年近く前の二〇二〇年二月二十四日、尾身は「国難だからこそ、専門家は半歩前に踏み出し語るべきだ」と述べて「見解」を明らかにしたし、尾身自身、Ｇｏ Ｔｏを止めるために国会で声を上げたのだ。ここにきて和田が一歩、あるいは和田に触発された西浦が荒っぽいスライドでもう一歩、と前に出ようとした。

西浦には、政治家は科学者の発信を都合よくつかうという不信感がある。そんな猜疑の目で西浦がずっと〝ロックオン〟していたのは、コロナ対策と経済財政の担当大臣を兼務する西村の動きだった。

どこまで下げるべきか

「どうやって緊急事態宣言を解除するのか」という解除の基準について西村は、「東京都の新規感染者が一日五百人」と繰り返し述べていた。二回目の緊急事態宣言を発表した一月七日時点で二千五百二十人にまでつりあがった東京都の感染者を五百人にまで減らせば「解除できる」というのである。

緊急事態宣言は、国民生活に強い制約となるぶん、いったん解除すれば人の動きが活発となり、感染拡大につながることが予想される。いわゆるリバウンドである。

二〇年春の宣言を解除した五月二十五日の都内の新規感染者数はわずか八人だが、一ヵ月あまり後の七月二日には百人を超えた。第二波の終盤の九月でいちばん少ない時（九月二十三日）には五十九人にまで減った。十一月上旬まで一ヵ月あまりを通してだいたい一日百人から二百人で推移するのだが、十一月十日に二百九十三人を記録したところからは一ヵ月で急上昇に転じた。時をくだるほど検査体制が充実していったために単純比較はむずかしいが、過去の波を思い起こせば、五百人で解除すれば、すぐにリバウンドが起きることは、容易に想像がついた。
これに対して新型コロナウイルス感染症対策分科会が「緊急事態宣言についての提言」（一月五日）としてまとめた解除基準には、次のように書かれている。

〈宣言の期間を通して、可及的速やかにステージⅢ相当にまで下げる〉
〈対策の緩和については段階的に行い、必要な対策はステージⅡ相当以下に下がるまで続ける〉

先ほど記した通り、ステージⅣは、政府が緊急事態宣言を出す状況であり、ステージⅢはその一歩手前。あらかじめその基準のなかで目安とされていた数値のうち、「新規感染者数」を東京都で換算すると、一日あたり五百人はステージⅣとⅢの境界線のことだった。これに対してさらに下のステージⅢとⅡの境界線では一日三百人であった。もう一つ付け加えれば、西浦の試算などを手掛かりに年末に専門家の勉強会で議論を整理したところでは、さらにもう一つランクが下のステージⅡとⅠの境界線に近いあたり、すなわち百人近くまで下げなければ、その後の感染拡大を抑制できないという話になっていたのである。

名前が使われる

一月七日の基本的対処方針等諮問委員会（分科会とは別の政府の方針について意見を聞く委

員会。会長は尾身茂）に政府原案が示されたが、そこでは解除基準として「ステージⅢ相当」とだけあった。これには委員の小林が、「解除後もステージⅡを目指すのが（分科会の）コンセンサス」と述べたのを皮切りに、委員から意見が相次ぎ、「対策の緩和については段階的に行い、必要な対策はステージⅡ相当以下に下がるまで続ける」という一文を付け加えた。それが前述の二つの文章である。だが、このように文章を挿入したにもかかわらず、西村は、その後に出た国会や記者会見で繰り返し、「解除の目安は一日五百人」と口にした。

基本的対処方針に書いてある「ステージⅡ相当（三百人）まで下げる」ではない。ましてや専門家が勉強会で議論していた「ステージⅠ相当（百人）」とはかなり開きがある。基本的対処方針と西村の答弁の食い違いに着目するだけでも宣言の解除基準が五百人で済むのか、三百人まで到達しなければ解除できないのか、あいまいになって国民に伝わりようもない。夏の五輪の準備を意識してか、政府は明らかに早期解除に前がかりになっていた。

翌一月八日の分科会では、西村の発信に、全国知事会を代表して鳥取県知事の平井伸治が「（五百人とする）解除の基準については、出口戦略を示していただきたい」と迫り、西村が「（出口戦略は）明らかになっている」と色をなして反論する場面もあった。

こうした西村のスタンスに、専門家のなかでも西浦が強烈に反応した。

「年末の専門家の勉強会では、『都で一日百人を切る』が共有された目標で、これはステージⅡの中でも低いほうの値です。ところが、年明け一月五日の分科会の提言で、上限値が五百人の『ステージⅢ』の記載が登場した。目標地点がこんなに変わるとは知らなかったので慌てました。すぐわかることですが、五百人で解除したらすぐ戻ってしまいます」

緊急事態宣言は「思い切り感染者を減らすことではじめて成功する」との確信が西浦にはある。

「ステージⅢで解除してステージⅡを目指すというなら、どうして『Ⅱで解除』としないのでしょうか。Ⅲまできたからといって解除すれば対策は緩くなると思うんです。ワクチン接種が始まる前の流行の山がもう一回増えることになる」

さらにもう一つ、さかのぼってみると、そもそも一月五日の分科会の提言の原案は、内閣官房を所管する大臣の西村の方針に、分科会側の尾身、脇田、押谷らが出す意見をとかし込みながらつくられたものだ。そのことも西浦は不安視した。

政府が専門家に意見を聞きながら方針を打ち立てるのはさほどおかしなことではないが、政治家が自らの責任で「五百人」とするのでなく、政治に都合のいい「五百人」を正当化するのに専門家の名が使われている――西浦はそう受け止めて苛立っていた。

西浦は厚労省のアドバイザリーボードの構成員で、政府の方針策定に近い分科会からは外れていた。半年前の二〇年七月、西浦はじめ分科会の選任には入らなかった〝青年将校世代〟の齋藤や和田を吸収してアドバイザリーボードが再始動して間もなく、両方に名を連ねていた押谷から、「ここはリスク評価の場。政策がおかしいなと思う時があるかもしれないけれど、そこはデータ分析に魂を込めよう」という檄も飛んだ。

頭では理解していても、官僚やメディアを通じて伝わってくる政策決定の断片情報をつなぎあわせながら見ていた西浦には、政治の自己都合に先輩たちが巻き込まれてはいないかと歯がゆい思いがつのるのである。

ハードパンチ

「しまったなと思うこともあった」

西浦がそう振り返るのは、緊急事態宣言が出た一月七日当日、西村の記者会見のことだ。その直前、内閣官房幹部から西浦が公表したシミュレーションのスライドがほしいと連絡があり、西浦はもちろんと応じた。

その会見の動画を見直すと、スライドを指し示した西村が「西浦さんのシミュレーションです」と紹介した上で「一ヵ月で五百人程度まで下げられる」と説いていた。たしかにグラフは一ヵ月後にちょうど五百人を切っているように見える。西浦は後悔していた。

「これはいけない、と思いました。シミュレーションは昨年四月の接触八割削減をやった場合の仮定の計算で、今回の宣言とは条件も開始時期もちがう。しかも高い水準で解除すれば何が起きるかまでは出していない。こうやって巻き込まれるのか、とはらわたが煮えくり返る思いがした」

西浦は急ぎ、改めてシミュレーションをはじき出し、専門家のメールに回覧した。それは次のような内容だ。

〈実効再生産数が二〇%下がれば、二月下旬に都内の新規感染者数が五百人を下回るが、この段階で対策を緩めると、四月中旬には再び感染者数が一千人を超える〉

〈実効再生産数が三五%下がれば、都内の新規感染者数は二月末に百人を下回り、この段階で対策を緩めても七月まで一千人を超えない〉

西浦は猛っていたこの時のことをこう話した。

「尾身先生とも電話で話して、まあまあ、はっきりと言わせてもらいました。『基準を決めるのは、ちゃんと数値計算してからにしてください』と。先生は深夜まで主張を聞いてくれて、『これは一度テーブルの上に乗せて考えなければいけないな』と言われました。そして『もっと早く言いなさいよ』と言われたので、『先生こそ、決める前に相談してくださいよ』というぐらいの話はさせてもらった」

緊急事態宣言の対象に大阪府、愛知県など七府県が追加されたのは一月十三日。その日午前に厚労省で開かれたアドバイザリーボードに提出された西浦の分析資料は、尾身、脇田の力添えもあり、会議資料として公開され、首相官邸の菅にも報告された。

前年五月の緊急事態宣言の解除以降、業界紙などにとどめていた発信を再び始めた理由を聞くと、西浦は「未来がよい方向になるようなハードパンチは、やっておかないといけないと考えた」と答えた。

たしかに、「解除の目安は一日五百人」ならリバウンドは早そうだ。だが厳しい対策なら早く終わるのは当然その通りだろうけれども、西浦が主張した二月末までの一ヵ月半で「二桁」を実現できると示された「実効再生産数三五％減」の条件をみたすということがどれほどの自粛を強いられるものなのかは、正直いってよくわからなかった。

無秩序な自主解除

あらためて、自分の手帳に記した都の感染者数の推移を長いスパンで振り返ってみると、前夏の第二波の東京都のピークは、八月一日の四百七十二人。そしてその後、初めて二桁まで下がったのは八月二十四日の九十五人だった。つまり、五百人弱から百人を切るまで下げるだけでも、約一ヵ月の時間を必要としたことになる。

そんなことと考え合わせると、第三波のピークだった二千五百二十人（一月七日）から百人切りの二桁まで持っていくのに、一ヵ月半で減らすというのは、ふつうに人々がおとなしくするだけでは、とてもありえそうになかった（実際のところ、千人以下にはすぐに減ったが高止まりがつづき、三百人を安定的に切ることはできず三月に突入して宣言解除となった）。

五百人がいいのか、三百人がいいのか、それとも二桁がよいのか――。

一月八日のコロナ分科会の会議室からまた速足で出てきた押谷を追いかけ、歩きながら聞くと、押谷は足を止め「数字をいうべきじゃない」といった。実は数字をたびたび口にした西村に対して、尾身も激しく苦言を述べていたと、私は後で知った。押谷はいった。

「（解除の時期は）全体のトレンドを見て判断するしかないんです。あまり大きな声ではいえませんが、みんなの気持ちが大事なんです。気持ちというのは、国民が自粛に協力してくれるかどうか。新型インフルエンザ等特措法の枠組みは要請が基本で、『自宅から出てきたら逮捕する』という仕組みではないし、また、そうあるべきでもない」

押谷がいう「自宅から出てきたら逮捕する」とは、中国が強権を発動して行っていた封じ込め政策、ゼロコロナ政策のことを指している。

「そんな日本のなかで、ついて来てもらえるかどうか。『もうダメだ』という店主さんがたくさん出てきたら、無秩序な自主解除が起こることもありえる。昨年（二〇年）四月、五月の緊急事態宣言も、ゴールデンウィーク明けにはゆるみが見えていました。協力を求めつづけるにも限界があって、長くやればいいのかといえばそうではないんです」

押谷は感染者数で判断するのでなく、ステージⅢに移行して、Ⅱに行ける道筋が見えたところで解除――というイメージを語った。

強制できない以上、国民とそうした状況について対話し、国民の自衛意識にはたらきかけて理解をえながらでないと実効力がない。これが日本の対策の特徴であり、逆にいえばこうした自衛意識が働かなくなった時には、いくら規制をとなえても実効力はそこなわれる。

押谷がいう「無秩序な自主解除」は、日本の対策の行き詰まりを意味するように思えた。

社会に暮らす多様な人たちに寄り添う考え方として腹に落ちる一方、「ついて来られない人」をベースに考える以上、線引きはあいまいになってしまうのではないかという気もした。

個性派ぞろいの専門家グループのなかにあって、押谷には独特のカラーがあった。

純な科学者であろうとする西浦、公衆衛生の実践家であろうとし科学はそのようすがと考える尾身に対して、押谷は、感染症疫学の分野の優れた科学者でありながら、科学の限界に自覚的であろうとした。

感染症疫学は、人や社会を扱うが、人の心理や行動といった変数は、数字に置き換えようとしても再現性に限界がある。「科学にはできないことがある」ということに誠実であろうとし、そのことに熱量をついやしているようだった。

その一方、科学に限界があるからといって、社会や政治のメカニズムで科学を歪めることには、西浦と同じように、あるいはそれ以上に神経を尖らせていた。パンデミックという特殊な危機下にあって、政府の中に専門家が入ることは必要なことだが、政府に委嘱された以上、専門家は提言する役割であって、情報発信するのは政府だと切り分けなければならない——と口癖のように言い、その思想は二〇年六月、尾身らが日本記者クラブで発表した「卒業論文」に反映された。

政府に助言する専門家の中でも、公的な研究所を代表する立場、医療機関や学術学会の立場を代表している人であればその代表としての意見を表明することを期待されている（考えてみればアメリカの首席医療顧問であるトニー・ファウチは米国立アレルギー感染症研究所の所長という公的な研究所の代表だ）。だが、公衆衛生の専門家としての独立した立場でありながら、助言のために日常的に政府の分析や対策に参画している尾身や自分は違う、と考えているようだった。

それでも新型コロナの現実は、思うようには運ばない。例えば、第一回の緊急事態宣言に至る過程では、政治家が後衛に退く中、政治家に代わってテレビのスタジオに登場し、政府の対策を説明して批判も浴びる役割を拒否せずに引き受けた。政府を大いに批判して当然なのに、黙して語らなかった心中を尋ねたある時、押谷はこう言った。

「僕らは（政府の）中に入り過ぎている。入った人間がやる発信は二つしかない。御用学者のように政府のふるまいを正しいと評価するか、間違っていると批判するか。正しい、正しいとばかり言っていたら国民から信用されなくなる一方、批判していれば、中で仕事をしている人たちとの信頼関係を崩すことになる」

性格からして、「これは言って大丈夫」「これを言うと崩れる」と上手に忖度して使い分ける分別を自分は持ち合わせていない、というのである。

毎日データと向き合い、情報を交換し、夜遅くまで対応を調整している官僚たち、医師や保健所の人たちの顔を知っていて、お互いに少しでも状況が改善するよう、汗を流している。信頼関係が崩れれば、押谷は、政策の実務で自らの使命を果たすことはできなくなる、それはできない、ということなのだろう。

とはいえ仕事への厳しさは直接、間接に伝わってきた。医療崩壊しかかっている病院が出始めると真っ青になり、厚労省に駆けて行っては、手を差し伸べない近所の大病院に苦言をいい、手を拱（こまね）いている厚労省幹部に容赦なく食ってかかっていた。

歌舞伎町を起点とした感染が東京から全国へと広がった二〇二〇年七月、専門家のなかには「歌舞伎町を一時閉鎖すべきだ」という意見があった。韓国でクラスターが起きたナイトクラブのエリアを封鎖して一気に感染をおさめた成功例があったからだが、押谷は反対した。閉鎖すれば、ここで働く人々がかせぐために全国に散らばって感染を広げてしまう懸念がある、という見立てからだ。二〇年九月にインタビューした際、その時のことを押谷はこういった。

「(かりに一時的に流行を収束できたとしても)歓楽街の店の経営者やそこで働く人たちの協力が得られなければ、再開した時に同じことが繰り返される恐れがあります。そればかりか、この町で仕事をする人たちが、行政と敵対してしまうことも考えられました。私はそう考えて、全面的な閉鎖には賛成できませんでした」(月刊「文藝春秋」二〇年十一月号)

第二波の流行がピークにむかうころ、数字を挙げて「人工呼吸器が足りなくなる、緊急事態宣言を」と、勉強会で声高にいう若手を一喝したこともある。公衆衛生家なら同じようにいいたい気持ちはよぎるが、お店にとっては一日一日が死活問題で、失業者もどんどん増える。高齢者の施設では家族の負担を考えて「延命措置を求めない」という意思を示して入所してくる高齢者もいる。すべての死に意味があるように、すべての生にも意味があるんだ、想像力をはたらかせてほしい、数字じゃないんだ、と。

亀裂

数値で線を引く西浦は、押谷にあって自分にないものを「本質的な優しさ」と表現した。

「押谷先生は、社会的弱者や歪みが生じている部分に目を向けていく姿勢を貫かれている。歓楽街とかハイリスクの場だって、一緒に生きていくためにはどうすればいいのかを現場目線でどんどん考えていかれる。ただそういう姿勢では国全体の未来まで見通すことは難しいと僕は思うんです」

西浦は、こうつづけた。

「僕自身は、現場目線での優しさみたいなものをあまり持ち合わせていないのかもしれないと反省する気持ちがあります。でも、エビデンスになりそうなデータを理詰めで見せて公開していく。流行の広がりと秩序はこうなっていて、だからここを叩くんだと証拠を示してやっていきたいと思います」

「三密回避」のメカニズムを見出したのは押谷と西浦を中心にしたクラスター対策班だった。だが、二人の姿勢の違いは時とともに広がりつつあった。

そんな押谷から、私への激しい抗議の電話がかかってきたのは、二月上旬である。

激怒していたのは、急所（飲食店）対策を核にした緊急事態宣言について、西浦の言葉を舞台回しにするかたちで、私が月刊誌に書いた記事のことであった。記事の冒頭、西浦は「専門家のこだわりを政治的に利用した限定的な内容の宣言なら、空振りに終わる」と述べていた。その専門家とは尾身や押谷のことだ。押谷は「記事はまったく受け入れられない」といった。

繰り返しになるが、押谷は感染症疫学のプロフェッショナルであり、データ分析に強い。尾身とともに毎日のように担当大臣の西村に呼ばれては、感染状況の分析・助言にあたってきた。尾身が述べるところによれば、その二人の間でも役割には違いがあり、押谷は尾身がやるような「こうすべき」という提言を決して口にしなかった。助言を求める西村も、尾身には対策を訊き、押谷にはデータ分析に限って質問をした。押谷は役割分担を守りつつ、行政が行う私権制限には極めて敏感で、その都度、はっきりとブレーキをかけた。

前年の夏とちがって十分なエビデンスがないなかで、悩んで悩んだあげくに最後にかろうじてエビデンスがはっきりしていた急所に絞るという、あの形にいきついた。苦しみながら黙って飲み込んでいるのに、その苦渋を理解しないで、あんなことを言われる筋合いはないんだ、と。あまりの剣幕に、私は何も言えなかった。

専門家の苦悩をどう表現するかを思いめぐらせながらの記事であったし、私は、押谷が西浦の言葉通り〝政治的に利用された〟とも思っていなかった。

それでも西浦の言葉を用いたのは筆者としての私であり、その語りを所々に配することで、説明しても一筋縄ではいかない込み入った事情を読者に理解してもらいやすくなる。

むしろ、そうしたさまざまな批判を受けてなお助言役を引き受ける者の像が浮き彫りになるように書いた。筆力のつたなさといわれれば、言い訳はできない。ただ、これ以来、押谷は私の手紙やメールに反応してくれなくなり、現場で声をかけても、遠ざけられた。

悲鳴

もう一つ。尾身の菅に対する慎重さについての違和感も拭えないままだった。

すこし前、西浦が気になる言葉を口にしていた。

「政権が代わり、厚労省から感染症対策に関する首相へのインプットが減った」

第一波の時は、医系技官のトップ（医務技監）が積極的に官邸に赴き、専門家の分析や資料も交えて厚労省側の見解を安倍晋三首相に直言していたが、それがめっきり減った、と。

一年前にはあった専門家への厚労省のサポートが手薄になっている、と。

自ら描いた経済再生のシナリオに執心する首相に対して、口うるさくいう役は専門家にまかせ、官僚組織は後ろに下がっていた。

尾身は第三波をつうじて、むきだしの権力行使をいとわない菅と、向き合わざるをえなくなっている。自ら決めるのだという強い意思を持つ政治家を前にして、専門家もはっきりと発信しなければ責任を果たせない、という気持ちを強くしているようだった。

まもなく東京五輪の聖火リレーが始まる。

前首相の安倍晋三がＩＯＣのバッハ会長と電話会談して一年延期を決めたのは二〇年三月のことだ。その時、専門家は口を挟むべき性質のものではないと距離を置いていた。しかしその後、流行は拡大した。人が集まる世界的な祝祭で、感染リスクが高まるのは間違いない。何かを言わなければいけない。それが役割じゃないのか、十二月の轍（てつ）を踏んではいけないんじゃないのか――。

このころ、尾身は右と左の両方の手首に時計を巻く二刀流になっていた。一つはいつものセイコー、もう一つは、娘から贈られたアップルウォッチ。つまりは脈拍を測らせるためのもので、尾身の体も悲鳴を上げ始めていた。

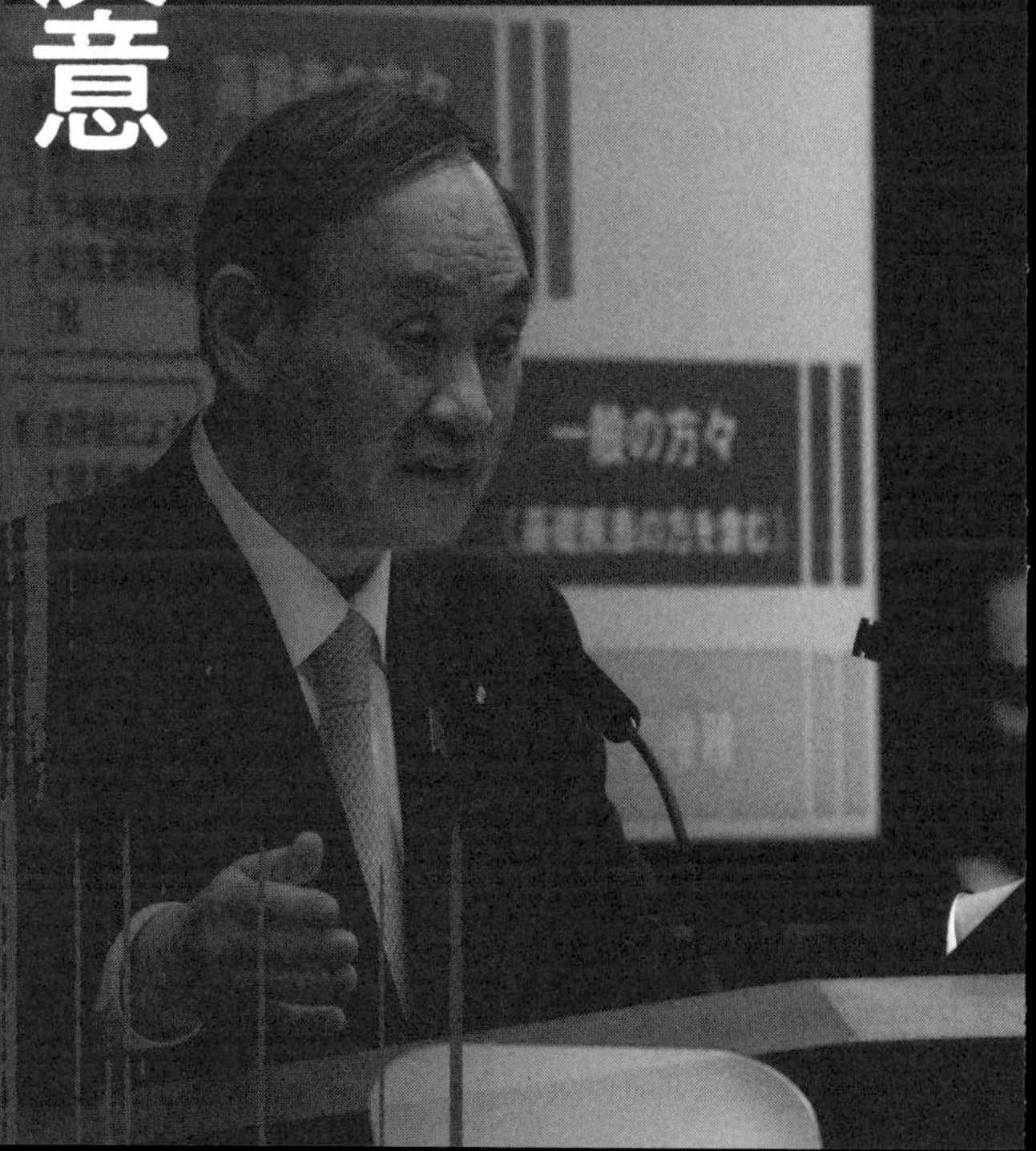

2021年5月28日、
緊急事態宣言の延長を決めた菅義偉

第六章 専門家の決意

――2021年5月

ある官僚は「中止すれば日本は国際的に信用をなくし政権も倒れる」と述べた。桁違いの数の外国人が東京五輪前後にやってくる。変異株の脅威に国民の不安が高まる中、菅政権は正面からこの声に向き合わず信頼を失う。官邸主導の「曲がり角」を浮き彫りにした。

不思議の国・日本の危機管理

若手専門家三人がかわしたメッセンジャー（SNS）に緊張が走った。

「今、ブレーキを踏んでも一日一千人はいくぞ。すぐに〃まん防〃をやらんと」

「手続き多すぎで、まん防はぜんぜん始まらない！」

二〇二一年三月三十日、西浦と〃アイスホッケーマン〃齋藤智也（二一年一月に国立感染症研究所危機管理研究センター長に就任）、国際医療福祉大学の和田耕治も入ったチャットでのやりとりである。緊急事態宣言をいち早く解除した大阪府で、二百人、四百人、六百人と、急な登り坂をかけあがるようなスピードで感染者が増えていった。

第三波までの、地方自治体から苦情の多かった不備をあらためるなどした改正新型インフルエンザ等特措法などが成立し、早めに対応するタイプの緊急事態宣言として「まん延防止等重点措置」——通称「まん防」が導入された。

政府が感染拡大の恐れがある都道府県をまん防に指定すると、特定のエリアを対象にした飲食店の営業時間短縮など、知事に「強い対策」を行う権限が与えられる。ステージⅢの状況で適用することが想定され、実効性を高めるために罰則も入った。

前年秋、都知事がずるずると決断を先延ばしにした反省から、強い対策はリスクが生じたら、そのリスクが小さいうちにすぐ対策を打つ、いわゆる「サーキットブレーカー」の役目が期待されていた。だが、それは期待通りにはいかなかった。

サーキットブレーカーという言葉の念頭にあったのは、株式市場で異常な価格変動が起きた際に自動的に発動する強制的な取引停止のことだ。そのイメージとパラレルに、「病床が二〜四週で満床に達すると想定された場合」「二十〜三十代の新規感染者数や割合が増加傾向」など、危機の初期の段階で早めに動き出せる目安を置いた。ところが、目安を超えても、いきなりドスンと落ちるギロチンのように、日常の回路を止めるわけではないのだ。

確かに四月一日、大阪府、兵庫県、宮城県にまん防適用が決まった。しかし、大阪府で飲食店への時短営業が始まるのは実に四日後だった。この間に重症者は百人を突破し、確保病床の半分が埋まり、慌てて病床は追加されるも、それもすぐに逼迫。まもなく「災害医療だ」——という悲壮な表現で記憶されるほどの流行になった。

四月下旬になると、ある救急車は六時間走り続けても搬送先の病院が見つからず、酸素ボンベの酸素が足りなくなって拠点の消防署に戻らざるをえなくなった。病床に空きがないために自宅療養を強いられたある男性患者は、妻と二人の子供に感染させないよう、風呂を最後にしたり、トイレに入るごとに消毒したり、それ以外の時間は寝室から一歩も外に出ないようにするなどしか対策ができなくなった。子供も咳をし始め、妻にも咳が出るようになると、買い物も行けなくなった——そんな状況が報道された。

この第四波で大阪府での感染者は約五万五千人、死者は約千五百人。医療にアクセスする前に死亡した人だけで十九人にのぼった。

危機管理の足かせになりがちなのは、平時の「手続き」である。もちろん、法令に基づき、国民の生命や財産を守るためには必要なものとして定められたものだが、有事の局面では有事の対応が求められていたはずで、新型インフルエンザ等対策特措法やその法律に基づく緊急事態宣言はその例のはずだった。

ただ、それでは影響が大き過ぎ、また時間もかかった。だからこそエリアを限定し、手続きも簡略にした「まん防」という新しい仕組みを導入したはずなのに、結局、やってみると緊急事態宣言と同様の手続きがやはり繰り返された。

尾身を会長とする基本的対処方針分科会で「まん防適用」の方針を了承し、首相の菅を議長とする政府の対策本部会議で決定する。その後、衆議院と参議院それぞれの議院運営委員会で担当大臣である西村康稔が対処方針の趣旨を読み上げて、与野党が質疑を行う。その後、大臣による記者会見で具体的にどうやるという話が説明されるのだが、これだけで、どれだけ駆け足でやっても、早朝から夜まで丸一日を要する。

そのうえ、県と市の間の意見の調整も必要になる。どの県でも感染の中心にあるのは県庁所在地であり、大阪市や横浜市のような政令指定都市である場合も多い。政令指定都市の市長は、保健所や病院も所管していて、その市域では、県知事が持っていた権限のほとんどを委譲されている。そんななか、県内の地方を受け持つ県知事と、大都市を受け持つ市長の間で、対策にかけるニュアンスが微妙に違ってもめることがあった。

そんな平時みたいなことをやっていては何日あっても足りない、だからこそ国のトップがスパッと決められるよう、官邸に権限を集中させてきたのではないのか……。そんな違和感を抱えながら国会中継を見ていると、「すぐにも病床があふれそうなのに（対策はまだか）」という専門家たちの焦燥は当然のことのように思えた。確かに私権制限を伴う以上、丁寧なプロセスにはそれなりの理由があり、中国のような急ハンドルは切れない。だが、どこかに無責任体制ゆえの間の抜けた時間のロスが差し挟まっているのではないか、と思えてならなかった。

厄災と福音

「新たな厄災」と「新たな福音」とが、同時に私たちの前にやってきた。二〇二一年四月は、そんな春だった。

厄災は従来株に比べ一・三倍も感染力の高い英国型（アルファ株）、同じく二倍の感染力を持ったインド型（デルタ株）という変異型のウイルスの出現であり、福音は有効性のきわめて高いワクチン（ｍＲＮＡワクチン）の登場である。

ウイルスとの戦いにおけるプラス要因とマイナス要因が、それぞれ、いつ、どれだけの力を発揮して、どのあたりで拮抗し、どちらが勝つのか。この段階では、誰もわからない。

感染をコントロールするには、感染源、感染経路、感受性――という三つの対策があるといわれる。感染源対策とは、初期にとくに有効だったクラスター対策（積極的疫学調査）のように、感染を広げた宿主とみられる人を早期に見つけだして隔離すること。これに対して経路対策とは、感染しやすい場所を絞りこんで感染爆発が起きにくくすることだ。飲食店の時短対策がこれに該当し、日本の公衆衛生の専門家たちは、ここまでこの二つに力を注いできていた。

そして、ここにきてゲームチェンジャーになる可能性を秘めた第三の手段として登場したのが、ワクチンである。人々に人工的な免疫の壁をつくり出すことで、ウイルスが広がりにくい社会をつくる道が見え始めていた。

日本にとって喜ばしいニュースはほかにもあった。四月十一日、アメリカ・ジョージア州で行われていたゴルフ男子のマスターズ・トーナメントで松山英樹が日本人男子では初の優勝を成し遂げた。松山は夏の東京五輪への出場も有力視されていたから、コロナの陰鬱さとは違う、トンネルの先の未来を久しぶりに展望する気分が兆したのも事実であった。

先進国ではイギリスが二〇年十二月、一足早くワクチン接種を開始していた。アメリカもこれに続く。日本では二ヵ月後の二月、ファイザー社製のワクチンが特例承認されたが、本格的に接種プロジェクトが動き出すのは、五月の連休明けを待たねばならなかった。

頼りない語り口の首相

新しい厄災は、専門家の予想をも裏切った。「アルファ株は、以前とは比べものにならないほど感染力が強い上に、若い人でも重症化しやすい特徴があって、これまでの対応のシナリオを書き換える必要が出てきました」と、尾身は述懐する。

変異株への置き換わりが先行して八〇％まで進んでいた大阪府における解析によれば、三月から四月半ばまでに重症となった人に占める五十歳以下の人の割合が約三四％、変異株の検査で陽性となった人に絞ると三八％に上がった。置き換わりが始まる以前の第三波の時には一八％であったことと比較すると、大きく変化していた。

その後の国会で尾身が、第一波では感染の場とされていなかった学校閉鎖などの可能性に言及するなど、変異株の特質への警戒が高まった。第三波の東京、第四波の大阪それぞれの救急搬送の実情を聞いていた〝アイスホッケーマン〟齋藤智也に聞くと、言葉を選びつつ補った。

「重症者に高齢者が多かった東京を中心とした第三波では、ＤＮＲ（蘇生処置拒否指示）に同意する高齢者も少なくありませんでした。同意されれば重症者の数が増えた際にも人工呼吸器などの医療資源をほかで使うことができた。これに対して、ウイルスも変異した第四波では、若い働きざかりの人が重症化することがぐっと増えた。こうした世代はＤＮＲのような選択肢がありえないから、大阪ではより医療逼迫が厳しくなった」

大阪府の第三波では重症者が「底」から「ピーク」に達するまでに約三ヵ月かかっていたが、第四波ではわずか二十四日。増加速度はじつに三倍だ。

とにかく速い。

くわえて、行政と専門家にとっての対策をむずかしくしていた要因が二つあった。

一つは急所が見えなくなってきていたこと。第三波では、見えにくくなったとはいえ、感染拡大の主な原因は「飲食の場」であることが、疫学調査のデータからもある程度特定されていた。ここをターゲットと見定めることで感染の広がりを弱めることができた。ところがここにきて、飲食だけではなく、職場、学校、カラオケスナック、高齢者施設などとさまざまな場所でクラスターが起きるようになっていた。

もう一つは、自粛生活に飽きて、「対策に協力しない」「したくない」とはっきりいう人々があらわれてきたことだ。この点は後で詳しくのべるが、厳しい状況の大阪府や兵庫県とは違い、この時期の東京では、歌舞伎町には通常の営業の店がかなりあり、ネオンが消えているように見えた六本木や西麻布を歩いてみても、看板の電灯が消えたエントランスを入っていくと店内に客がいる、というスポットがちらほら出てきていた。

その背景となる事情はいくつもあるが、その最大の原因は、対策を打ち出す側の説明不足にあった、と私は思う。

三月十八日の宣言解除の際も、やはり専門家が口にしていたステージⅢの下限である一日三百人を安定的に下回る状況にはついにいたらなかった。記者会見に立った首相の菅は「五百人を四十日連続で下回った」というのが精一杯で、「感染者には横ばい、あるいは微増の傾向が見られ、人出が増加している地域もある」と認めざるをえなかった。国民から見れば、「それならば、どうして解除するのか？」と疑問はかえってふくらんだ。

コロナが上陸してから一年三ヵ月が経ち、その期間の三分の一にあたる五ヵ月間もの長きにわたって宣言期間がつづいた。その生活に人々は倦み、これ以上、対策に協力しようという気持ちが保てなくなっている。菅が最大の政治目標に掲げている東京五輪が、もう四ヵ月後に迫っていた。その時に再び東京を流行が襲うかもしれない。その手前で緊急事態宣言を行えるように、一旦、緊急事態宣言を出していない状態に戻すということなのか、それとも三月下旬に予定されていた聖火リレーの時期に緊急事態宣言がつづいているのはふさわしくない、ということなのか。その両方であるような気もしたが、そうした本音が察せられる背景事情は語られなかった。

それでいてその頃、記者会見で五輪開催の影響を問われた菅は正面からは答えず、「今しっかり準備を進めているのが実情であります。そうしたことを、開催を、しっかり応援していきたい」と強調した（三月十八日の記者会見）。

三月二十日に、大会組織委員会、政府、都、国際オリンピック委員会（ＩＯＣ）、国際パラリンピック委員会（ＩＰＣ）による会談（五者会談）で海外の観客を断念すること、それによって海外からのウイルス流入のリスクを下げることだけは決まった。とはいえ、その時期、最大の不安材料は、自分の言葉で語らない菅義偉のその語り口であった。怒濤のように高まる変異株の流行にぐらぐらと揺さぶられているように映って頼りなく、国民にとって、なんとも不安をかきたてられるものだった。

脱・サイレント

大阪府の危機が深刻化する一方、人流が高止まりしていた東京都も四月十二日、まん防に追加されその四日後には千葉県、埼玉県、神奈川県、愛知県が加えられた。

こうした「強い対策」は決めるまでが修羅場で、いちど決めるとその効果を見極めるフェーズに入って一瞬の小休止が差し込む。感染のスピードが速い変異株の登場でそうもいっていられなくなるが、同じ四月十六日、尾身は、専門家のグループに向けて一通のメールを送った。

これがのちの、五輪論争を巻き起こす動きへの第一歩となった。

メール文面は秘書からのもので、冒頭太字で「この件はすこし微妙な内容になりますので取り扱いには十分お気をつけいただくようお願いします」と書き出してあり、添付のワード文書で尾身の提案が簡単に書かれていた。

いわく、オリンピックについて開催上のリスクについて議論をしておくのは専門家の役割で、そうした議論を始めよう——と。これが、菅官邸に敬遠されつつも、五輪の開催のあり方をめぐって専門家有志が「無観客開催」の提言をつくるプロジェクトのキックオフとなった。

菅は首相就任以来、「人類がウイルスに打ち勝った証としてオリンピック・パラリンピック大会を開催する」と強い決意を打ち出しつづけていた。Ｇｏ Ｔｏキャンペーンの継続や緊急事態宣言の回避など、菅がこだわるポイントは、どうしても感染拡大と関係する。感染症の専門家として黙っていれば、第三波の轍を踏みかねない。

尾身が述懐する。

「そもそも東京五輪については、私自身は専門家の仕事の範疇を超えると思っていました。世界中から選手が集まる祭典で、莫大なお金がかかったイベントでもある。その開催の実施や延期、観客の有無に関しては、感染症専門家が責任を持てる範囲を超えています。しかし年明けから変異株が広がり、このまま行けば感染拡大がひどくなることは明らかでした。ここで黙っていたら、歴史の審判に耐えられない」

一年前、二〇年三月二十四日に当時首相だった安倍がバッハとの電話会談で一年延期を決めた際にはまだ尾身自身が安倍と面会も果たしておらず、意見を聞かれもしていなかった。もちろん、延期された大会が開催される二一年に入っても、当初は、前年と同じように、所掌外だと考えていた。ところが、大会中に感染状況が深刻化する可能性は当然ありうることなのに、その見通しを語るべき菅官邸からは何のメッセージも出てこなかった。

尾身は、前に出る必要があると考え始めた。そう考えてよい理由もあった。

「私たちは選挙で選ばれたわけでないし、国民の負託を受けているわけではないけれど、開催国の政府から依頼されているわけで、感染対策のプレーヤーであることは間違いない」

尾身が前述のメールを出した前日に発売された週刊文春（二一年四月二十二日号）に登場した西浦は「五輪の『一年延期』を」と高めの速球を投げて、永田町や霞が関をざわつかせていた。尾身は、西浦のようなかたちで専門家の矩（のり）を踰（こ）えることには距離を置きつつも、半歩踏み出す必要はあるという点では、態度を強めていた。

実際のところ、二度目の緊急事態宣言を解除するのと前後した三月半ばあたりから、次の流行が起きた時には、こんどこそ遅れずにトップの政治家に決断してもらおうと、分科会は新しい指標の仕組みづくりに動いてもいたことは外から見てもはっきりしていた。

二〇年十一月以降、二度目の緊急事態宣言にいたるまでの第三波のプロセスで、自分たちの発信が遅れてしまったという反省に立っていることが見てとれた。

その骨格が明らかにされた四月八日、「これまでの指標と何が違うのか」と記者会見で私が問うた際、尾身は、改めて〝前に出ていく専門家〟像を語った。

「昨年の指標の考え方は、分科会は設計者であるから一歩退いてサイレント（黙っている）ということでした。しかし、現実にはそれで去年（二〇年）の経験につながったんです。今回も、総合的に決めるのはやはり国や自治体ですが、指標を書いた設計者ではある我々も、必要な時には、自分たちの判断を表明するのが責務だということです」

そして連日のように呼ばれるようになった国会で、尾身は、自らの言葉で積極的に語るようになっていく。

リーダーはどう汗をかくか

まん防が出た四月十二日以降も、夜の繁華街の人出は、いっこうに減らなかった。行政や専門家の呼びかけは、健康啓発ポスターほどの効力しか持たなくなりつつあった。

宣言発出が決まる四月二十三日の未明、人気バンドＲＡＤＷＩＭＰＳの野田洋次郎が「三回目の緊急事態宣言なんて聞く気になれねぇ」とネットに投稿して十二万件以上の「いいね」がついた。自粛、Ｇｏ Ｔｏ実施と停止、医療体制整備など一年間のさまざまな施策の検証もなく納得できない、という不満の表明はもっともだと受け止められた。

そのツイートの直後、たまたまねじこむことに成功した四月二十六日のインタビューの折に尾身にこの点を聞くと、「多くの人の気分はそろそろ限界のところまできていて、『やっていられない』と感じておられるんでしょう。私も解放されたいという気持ちがないといったらうそになる。そんな中で道徳的な目線で『もう一回頑張りましょう』といわれてみても、心に響かない部分があるのはわかります」と答えた。

そして、「だから国や自治体が率先してやることがあるんですよ」と言葉を継いだ。一丁目一番地としてあげたのは「雄弁でなくとも合理的な説明」であった。「なぜ解除したのか」「なぜ急いで三たび、再宣言をしたのか」「なぜ病床が逼迫した関西圏と、そうではなかった東京都を同時に宣言の対象にしたのか」と、ここまでなら、それは感染力の強いアルファ株へ置き換わりが進み、まもなく急拡大することが間違いないという見立てがあるからだ。それと同時に、危機のレベルが高まってなお東京五輪を開催するのは何故か、という点が当然問われることになる。

「なぜ開催するのか」「どんな困難があり、どう乗り越えるのか」「そのために政治家はどう汗をかくのか」……。そんな疑問が連なって出てくるだろう。

どう汗をかくかでいえば、ウイルスとの対峙が一年を過ぎ、ワクチン以外にも、さまざまな方法が世界で活用されていた。すでに民間から提案されていたQRコードによる出入店管理、下水道を調査することで感染の広がりを早期に察知する技術などがすでに活用可能で、分科会でもこうした手を打つよう求める提言をしていた。首相はなんとか開催するために様々な施策を打ち出している、と感じられれば熱量がメッセージとなって国民に伝わる。そんなことを意識してのことだが、その真意を菅が汲み取ったふしはなかった。

割り切れない国民、届かないメッセージ

尾身は意を決したようだった。四月二十八日、衆議院厚生労働委員会に呼ばれた尾身は「五輪・パラリンピックに関する議論をしっかりすべき時期にきている」と述べた。オリンピックの大会を開くにあたってのリスク評価を行わないといけない、という意味である。

たしかに、五輪は国家プロジェクトで、感染症専門家の仕事の範疇を超えている。しかし、感染状況によって開催しないかもしれない、という判断は国のトップリーダーにしか下せない。だからといって黙っていてよいのかと覚悟を決めたうえでの問いかけだった。

尾身はリーダーが目指す五輪開催の目標を示しつつ、専門家に諮ることで目標実現への具体的な道筋を探ることを求めた。だが、菅にその兆しはなかった。五輪のことを専門家に聞けば開催に反対される、やぶへびだと思っていたのだろうか。

五輪を迎える国民にとって、はっきりしない日々がつづいていた。

出場権をかけた最終選考も並行して行われている。都のまん防適用が決まった四月九日の朝刊には、「まん延防止　東京に適用へ」とトップ記事の脇に、「池江二枚目の五輪切符」という記事の見出しが仲間と喜びを分かち合う写真とともに載っていた。白血病からのカムバック。誰もが彼女の活躍を見たいと期待する一方で、開催できる状況なのか――。どう受け止めたらよいのか、私は読んでいて割り切れない感じがした。

野党は「緊急事態宣言下でも五輪・パラリンピックは開催できるか」と、ゼロか百かの二択

にして質問を菅に投げまくる戦術を取り始めた。

五月十日には衆参両院の予算委員会で集中審議があった際、衆議院で立憲民主党の枝野幸男、山井和則、参議院で蓮舫からそれぞれ異口同音の質問。「感染急増のステージⅢ、感染爆発のステージⅣのときにもオリンピックはやるんですか」の問いに、菅は「開催にあたっては選手や大会関係者の感染対策をしっかり講じ、安心して参加できるようにするとともに国民の命と健康を守っていく」と述べた。「(感染拡大なら)オリンピックはやらない?」と詰めると、「私がいま申し上げた通りです」と判を押したように、何度も繰り返した。

攻勢への対処として、挑発に乗らず取りつく島のない定型句で切って捨てるのは、国会答弁で失点を防ぐセオリーではある。だが、国民が本当に答えを知りたいと思う内容でこんな壊れたレコードのような答弁を連発すれば、国民は「愚弄されている」と感じるにちがいない。首相はこの日一日で、「国民の命と健康を守っていく」を計十七回も口にした。実際に不安を感じている国民の気持ちを感じ取る余裕を失っているようだった。

菅義偉の政治観

この語らない指導者像は、足元の危機管理を担う指導者としてふさわしくないと受け止められた。朝日新聞が五月十五、十六日に行った世論調査で五輪開催について「中止」が四三%、「再び延期」が四〇%。合計すると、二一年夏の開催への反対は八割を超えた。

なぜ語らないのか。菅の行動原理との関係で理解するとわかりやすい。

秋田県雄勝（おがち）郡秋ノ宮村（現・湯沢市）で農家の長男に生まれ、高校卒業後、農家を継がずに上京し、池袋から東武東上線で五つめ、ときわ台にある段ボール工場に就職する。ところが、働くうち「あまりにも惨めな人生だ」と思い直して当時、都内の大学に進学。卒業後に就職したのは、社員五十人規模の設備会社だった。

建設省（現・国土交通省）関東地方整備局発注の鉄塔建設の仕事を取ってくる営業をやった。過去のインタビューでは、この職場が転機になったと語っている。「じつは建設省のＯＢが、役人が天下りをするためにつくった会社だったのです。なるほど、そういうふうになっているのかと、企業と役所との関係や経済の仕組みを知りました。そしてそれを動かしているのは、やはり政治ではないか」と考えた。

第一のポイントは、企業は役所の下にあり、役所は政治の下にある、という原体験だ。政治の役目は、官庁をリードすることにあるという基本認識があるということだ。

通商産業大臣も務めた小此木彦三郎の秘書になり、横浜市議をへて国政に転じた。国政での師として菅は梶山静六（元自民党幹事長）の名を挙げる。「お前は国民の食い扶持を作るのが仕事だ」といわれたことが経済へのこだわりになっている、というのが口癖だ。

第二に見逃せないのは、「言葉に責任を持つ」というスタイルである。

私が北海道知事鈴木直道の人物評伝を書くために二〇一九年十一月、政治の師である菅にインタビューをした際、息子ほどの年の差の鈴木をほめたのは、「約束したことをずっと守っている」ということだった。

約束とは、財政破綻した夕張市長在任中、給料七割カット（手取り約二十万円）の公約を八年間も墨守したことだ。菅はそんな鈴木を寵愛した。元大阪府知事の橋下徹のことも大阪都構想に一貫してこだわったことを挙げ、「捨て身で仕事に取り組んできた」と持ち上げた。

自分が総務大臣時代からこだわっているふるさと納税や携帯料金値下げなどもそうだ。政治とは、こだわった個別具体の政治課題で役所を上から動かして実現させるものだ。それが菅の政治観の基底にある。口下手であることもてつだって、「弁舌より結果」というキャラクターは完成されてきた。

異論があっても五輪をやり抜く——。二一年春も、その不安に自分の言葉で答えることよりは、七月末までに高齢者向けのワクチン接種（二回）をやり終える。そのゴールから逆算するかたちで目標を定め、目標を着実に実現させるアプローチにこだわった。ここについては「私自身が先頭に立って実行に移す」と自らの言葉で述べ、本格的な接種が始まる一週間前の五月七日、「一日百万回」を掲げた。

宣言するだけでなく、総務省内に大臣の武田良太をトップに市町村を支援する「新型コロナワクチン接種地方支援本部」を立ち上げさせた。自治体に大部の事務連絡を送るだけの厚労省も、百万回に前向きでなかった新型コロナワクチン接種推進担当大臣の河野太郎もこの際見限って、自ら影響力の強い総務省を動かす方法に賭けたようであった。

とにかくワクチンで行けるところまで行くのだ、行ってから考えるしかない——それが菅の思考のように見えた。

「五輪はやるも地獄、止めるも地獄」

大義が語られない間に、「五輪がリスクを高めている」という疑念がふくらんだ。

その号砲となったのは三度目の緊急事態宣言が始まる初日、四月二十五日付の「しんぶん赤旗」が「看護師『五日以上を五百人』五輪組織委が看護協会に要請」という見出しで報じたスクープだ。記事を引用して「流行時の五輪は国民の命を危険にさらす」と受け止める言説がSNSで拡散された。

東京五輪・パラリンピック組織委員会の要請文は、競技場の医務室に配置する医師や看護師について「新型コロナウイルス感染症等の拡大に伴い、看護職の確保が不十分な状況に陥って」いるとして五百人を募るよう求めていた。五輪・パラリンピック組織委員会の武藤敏郎事務総長も翌日、要請の事実を認めた。

一方、英国株の恐ろしさは日に日に強く印象づけられていた。大阪府では三十代でも重篤化して重症病床は満床が続いた。入院できず自宅で亡くなる人が相次いだ。

大会期間中、通常医療のほかに、コロナ治療とワクチン接種、競技場での負傷者等の治療と、三重の負荷が医療現場にかかる。さらにはコロナにかかった選手を診る医療機関も必要になる。それほどの負担を強いてまで開催するのかと、反対論が強くなった。菅と親しいとされてきた楽天グループ会長兼社長の三木谷浩史でさえ、五月十四日のCNNのインタビューで東京五輪の開催について「自殺行為だ」「危険でリスクが大きすぎる」と語っている。

菅は世論に敏感な政治家だ。

Ｇｏ Ｔｏトラベル継続にこだわっていた二〇二〇年十二月、支持率が下落すると、一転して一時停止を決断していることからしても明らかだった。

だが今回は、各紙の世論調査の結果が悪化しても、「選手や大会関係者の感染対策をしっかり講じ、国民の命と健康を守っていく」という、役人のメモを棒読みするだけだった。

「看護師の五輪派遣」が炎上しているころ、「五輪はやるも地獄、止めるも地獄」という内閣官房の官僚のぼやきを私は聞いた。彼はこう述べた。

「開催すれば、どこかで感染が起き、平和の祭典が非難の対象になる。中止すれば日本政府は国際的に信用をなくし、来年二月の北京冬季五輪にコロナに打ち勝つという政治的実績もうばわれ、政権も倒れる」

さらに五月二十一日、北海道・札幌では感染者が激増して最多を更新した。二週間前のゴールデンウィーク中の五月五日にはマラソンのテスト大会があったこうしたイベントは関係していたのか。国立感染症研究所所長の脇田隆字に取材すると、「（マラソン大会に限らず北海道は）旅行の一大目的地であり、大型連休という要因が感染者数の上昇傾向を加速した」と分析した。年末年始や入社・入学といった「ハレの日」は人出が増え、接触機会が増える傾向がはっきりしつつあった。

そうだとすると夏の東京に五輪・パラリンピックという非日常の祝祭の号砲が鳴れば、さらに多くの人々が街に出るにちがいない。開催後に増大する感染リスクを、政府は、どう見積もっているのかという疑問が湧いてくるのだ。

三つのリスク

この疑問をはっきりと政府に突きつけたのは、二週間前の四月二十八日に「(五輪のリスク評価について)議論すべき時期にきている」と発言した尾身だった。

五月十三日に参議院内閣委員会に呼ばれ、「オリパラの関係者(政府・組織委員会のこと)がいずれ最終的な判断をする際には、感染対策の観点から私は、大事なところ、以下の三点を中心に感染リスクおよび医療への負荷について前もって評価をしていただければというのが私の考えであります」と述べた。議論を一歩先に進めるため、論点を整理してみせたのだ。三つのリスクとは、つぎのことだ。

▽アスリート以外のその他の大会関係者。五輪の競技場の外での行動も多いと思われるこの「その他の関係者」の感染リスクの評価

▽スタジアムの会場外で想定される、開催に伴う人流や接触機会の増加による感染リスクの評価

▽大会期間中、どの程度、医療に対して負荷がかかるのかというリスク評価

当時、五輪パラリンピック組織委員会は、競技場と選手村を往復する選手たちを外部とは遮

断する仕組み（バブル方式）によって「選手」や「会場内」は感染リスクを制御できると説明していた。

アスリートについては試合日程や選手村の宿泊場所も特定されているから、入国前や入国後など重層的な感染対策が実行されさえすればリスクコントロールは比較的容易だ、と専門家たちは見ていた。これは感染制御の対策をあらかじめ準備しやすい会場内も同じだ。だが問題は大会とは直接の関係はない会場外で、大会の盛り上がりにあわせて人流が増加して感染が拡大する可能性があり、そのことによって医療のキャパシティが耐えられるのかというリスクをきちんと見極めたうえでの準備が必要だという指摘だ。

だが、それから一週間経っても二週間経っても、政府にはリスク分析を始める気配はなかった。刻一刻と五輪の開会式の予定は迫っているというのにもかかわらず、である。

官邸には官房副長官の杉田和博を議長に、三十一人もの官僚や組織委幹部が集まる「調整会議」が二〇年九月に置かれ、アドバイザーとして岡部信彦と齋藤智也という二人が公衆衛生の専門家として出席している。とはいえ実際の会議は月に一度ほどで、「意見を聞いた」という体裁をととのえるためのものにすぎなかった。

「議論をすべき」という尾身のメッセージを送った相手は、首相の菅である。だが、五輪の開催判断について野党やメディアから問われると、菅は「私は主催者ではない」と明言をさけつづけた。

回答は別のところから降ってきた。五月二十一日金曜日、大会二ヵ月前のタイミングで開かれたＩＯＣ調整委員会の後、緊急事態宣言下であっても五輪を開催するのかを問われたＩＯＣのジョン・コーツ副会長が実に明朗に「イエス」と言い放った。オーストラリアの元ボート選手だったコーツは、バッハの部下として大会準備のための調整委員会の委員長を務めていた人物である。

しかし、開催国のリーダーは菅義偉だ。菅は、この頃、「選手や大会関係者の感染対策をしっかり講じて、安心をして参加できるようにするとともに国民の命と健康を守っていく」という役人の作文の読み上げを繰り返していた。

確かにオリンピックを主催するのはＩＯＣだが、失言を恐れるこの頼りない首相からは大義が語られることはなく、コーツの自信たっぷりの口ぶりによって初めて、「五輪決行」の強い決意がはっきりと示されるかっこうとなった。

ちなみに、この会合の直前の午後三時半から菅は、小池と会談している。この密室会談が、国内サイドの最終確認だったと推察された。だがこの日、緊急事態宣言の沖縄県への拡大を決めたあと、官邸ロビーの記者団の前に姿をあらわした菅は、「安心安全の大会にしていきたい」と話しただけ。若い記者の質問を聞きながら、神経質にまばたきをした。

インド株の登場

感染はなかなかおさまってくれなかった。五月二十八日、緊急事態宣言を六月二十日まで一ヵ月間にわたって延長すると発表した。記者会見で、菅は、三つの対策を挙げた。

入国する大会関係者を十八万人からオリパラ合計で七万八千人まで絞り込んだこと、選手・大会関係者へのワクチン接種を進めること、報道陣を含めた関係者と国民が交わらないよう完全に動きを分けること——。ただ、それがどの程度の感染拡大までは対応可能なものなのか。場合によって大会の規模を変える必要があるのかないのか。そうしたリスク評価をすべきだという提案には、ここでも答えなかった。

過去十二ヵ月の平均訪日外国人数は月に二万人である。海外からの観客を断念したとはいえ、その五倍近い数の人が、二ヵ月の間にやってくる。同時に八万人のボランティアが会場周辺で働き、パブリックビューイングも予定され、接触機会が増えるにちがいない。

政府が沈黙している間、若いマクロ経済学の研究者たちが計算を試みた。

菅の会見五日前の五月二十三日、東京大学准教授の仲田泰祐らのグループが、五輪開催で選手・関係者十万人超が入国した場合の影響の試算を発表した。

すると、六月中旬に宣言を解除し、入国者らのワクチン接種率が五〇％という悲観的な想定でも、東京都の感染者数の増加は一日約十五人程度に止まり、入国・滞在による影響はかぎられるという結論がみちびかれた。

その一方で、国内の人流には懸念も示された。開催によって国内で祭典の気運が盛り上がり、大会の観戦やパブリックビューイングのような連動したイベント参加のために移動したり集まったりすると、一気に人流が増えるからだ。しかも、大阪の医療崩壊に影響した英国株から、さらに新たな変異株が日本にも入ってきていた。英国型より感染力が五割も高いインド株である。

〈人流が二％追加増になると、ワクチン接種が一日六十万回のペースで進んだとしても、十月中旬に新規感染者数は週平均で一日約千人まで増える。追加増がない場合に比べて二割増える〉

〈従来株の二倍以上の感染力を持つとも言われるインド型など未知の変異ウイルスが国内で増えると、九月以降に大幅な追加増もありうる〉

感染症学者のグループに属していない仲田らも、大会期間中、会場の外側での接触機会の拡大による感染リスクを推定していた。感染状況によって五輪と医療の負荷を両天秤にかけざるをえない事態になりうるであろうことは、誰の目にも自明になりつつあった。尾身は「このまま放置すれば、社会に対する〝矛盾したメッセージ〟となって、感染急拡大や医療逼迫が起きるのは必至だと考えられました」と語る。

矛盾したメッセージを恐れたのは、医療機関が逼迫しているから接触機会を減らしてほしいのに、五輪開催によって人々の気持ちは外へ向かって人流が増え、接触が増え、さらに感染が広がるのを抑えられない状態になるからである。

仲田がシミュレーションのなかで考慮したように、変異株の脅威も高まっていた。ＷＨＯは五月十日、インドで最初に特定された変異株を「追跡と分析の強化が必要な変異株」に指定した。この時は「インド株」と呼ばれたが、WHOはさらに五月三十一日、こうした懸念すべき変異株について、英国型は「アルファ」、インド型に「デルタ」というギリシャ文字を使った呼称に改めている。

ぎりぎりまで腹を決められない

尾身はしだいにトーンを上げた。

宣言延長を決めた五月二十八日、衆議院厚生労働委員会にふたたび呼ばれた尾身は、「やるならどういうかたち、やらないならどういうかたち、これを関係者（引用者註・政府・組織委のこと）が前もって考えて（国民に）知らせるのは当然の義務だと思います」と述べた。また立憲民主党の山井和則から「何とか尾身会長から菅総理に『議論させてもらえないか』と言ってもらえないか」と問われると、「総理のほうから正式な要請はございません。もちろん、私どもふくめ分科会メンバーはそのことを聞かれれば、できるだけの意見を申し上げる。今のところお声がかかっていない。かかったら意見を申し上げる」と答えた。

菅と尾身の間に挟まっているのがコロナ対策担当大臣の西村康稔だった。内閣府に西村を訪ねた私がその考えを聞くと、こう答えた。

「感染力が強いインド株への警戒感は極めて強く持っています。ただ、ワクチンを一日百万回打つ体制ができてきますから、六月の一定のところ、開会の一ヵ月前までになればかなりの数の高齢者にも打てる。その時点で尾身さんが国会で言った『医療への負荷の評価』も……もちろん、相当な負荷にはなります。国民の命・健康を守りながら、安心安全にやってもらえるようにやっていくしかない」

わずか二十分間のインタビューで西村は能弁に語ったが、やはり、リスクシナリオへの言及はなかった。ただ、ここで一つだけわかったのは、東京都や大阪府への宣言解除の期限である六月二十日ごろ（開会式一ヵ月前）が、開催に向けなんらかの「リスク評価」の考え方を示すタイミングであると政府が認識していることだった。それは、五月二十八日に延長した三回目の緊急事態宣言の期限を迎えるころとも重なる。

最初からそのつもりだったのか、世論の反発に戸惑った末のことだったのかはわからないが、尾身がさかんに議論すべきだと述べていたリスク評価についての考え方をつくるため、分科会の専門家が非公式の議論を重ねていることを、西村はよく知っていた。

実は、すでに尾身たちは、東京五輪について開催時期に流行が高まった場合にどのように対処すべきか、方向性が次第に固まりそのリスク評価の考え方を提言書としてまとめ始めていた。あとは出すかどうかだが、尾身は、受け入れる側の政府に打診を重ねていたのだ。

尾身たち専門家がつくるリスク評価の提言をなぜそこまで敬遠するのか。またなぜ受け入れるのをそんな後まで先延ばしするのだろうか。経済官庁幹部が菅の胸中を推し量った。

「五輪開会を前に感染状況がまたリバウンドして本当に悪化したら〝雨天順延〟と同じで、開催はできませんよ。政府の立場ではそれはいわずもがな」

尾身が専門家グループに五輪のリスクの研究を始めるよう発案する時期とほぼ同じ四月十五

日、菅政権発足の後ろ盾となってきた自民党幹事長の二階俊博が「とても無理というならスパッとやめないといけない」と述べたことを引き合いに出したこの官僚は、「あれは党の立場」といった。政府の立場でそれをいえば、ことさらにそこだけを報じられる、政府は黙って手を動かして準備するしかないのだ、というのである。

「高齢者や選手や大会関係者にできるだけ接種を進める、それで五輪のその時まで近づいて状況をみて、その時の足元の条件をぜんぶ組み合わせてみたときに、開催できそうか。やはり難しそうか。どんな選択が可能なのか。それを見るまで、総理も腹を決めきれない」

菅が期待していたのは、「ワクチンの早期接種の実現」「五輪成功」「衆院選勝利」の黄金配列だったのだが、その成否にかかわらず、自分の言葉で語れない首相に、国民は付き合いきれなくなっていた。

失敗のケーススタディ

饒舌（じょうぜつ）でない指導者像は一つのキャラクターだが、問題の本質はそこではない。

権限が集中し、指導力を発揮しやすい官邸主導の統治機構に支えられているうえに、菅は官僚機構をリードする意思を備えた指導者でもある。とりわけ第二次安倍政権で菅は、危機管理に手腕を発揮してきた。その菅が、なぜこうも機能しないのか。

ケーススタディになるのは、この二一年五月、第四波での北海道の出来事だ。現場の市長から最大級の危機感を示唆するＳＯＳが出ているのに、緊急事態宣言が発せられるまでに実に十八日間もの日数を要し、被害を広げてしまった。

年表的に振り返れば、じりじりと燃えつつあった感染が、北海道で第三波の水準に達したのは四月下旬の連休前のことだ。連休に入れば人出が増えさらに感染が増えるのは明らかで、北海道は四月二十三日、独自の時短要請などの対策を打ち出した。

市内の病床の使用率が八割を突破した四月二十八日、札幌市長の秋元克広は、「現状、私としては緊急事態宣言を出してもいいくらいの危機感がある」と発言した。これに対し道知事の鈴木直道は、札幌以外の道全体に制約がかかることを心配して躊躇（ちゅうちょ）している。人口の集中する札幌とそれ以外の感染状況に格差があり、まん防では対策として弱すぎ、宣言では影響が大きすぎる。国の果断な対応が求められていた。

もたつく間にウイルスは拡がった。五月二日は過去最多を更新する三百人台、札幌市内で即応可能な病床の九割が埋まった。それでも宣言の要請とはならず、「まん防の要請」で折り合って道が政府に申請したのが、その三日後の五月五日。マラソンのテスト大会当日だった。

北海道などにまん防を適用する政府の方針案を審議した五月七日の基本的対処方針分科会では、データを分析していた国立感染症研究所の〝箱根山の笑わない男〟鈴木基が「緊急事態措置（宣言）の対象として北海道を含めるべきであると考えます」と述べたほか、脇田や押谷からもまん防案に疑問を述べる意見が相次いだ。実際、感染データからしても、感染者数などの指標はステージⅣの指標を超え、この日、宣言に追加された福岡、愛知に比べ高い値もあった。にもかかわらずまん防が了承された状況について、構成員で知事会長（当時）の飯泉嘉門（いいずみかもん）

は「大臣は宣言並みの対策をしますからと説得していましたが、分科会の側には、変異株が従来株よりもあっという間に広がることに危機感が強まっていた」と証言する。

政府は「強化版まん防」で押し切るが、そこで出てきた「酒・カラオケ停止」の対策案に、道議や道の道庁経済部から反発が噴出してまた丸一日もめた。実際に酒の提供を止めたのは十二日になった。こうして迎えた翌五月十三日には過去最大の七百十二人という感染者が出た。

そんなふうに時間は過ぎ、一週間前よりもはるかに状況は悪化しているのに、政府は、「まん防の延長」という政府原案を決めた。

五月十四日朝七時から始まった会合では、北海道が宣言に追加されていないことに専門家から異論が百出した。感染症の専門家からだけでなく、経済の専門家からも「ステージⅣであることは明らか」（大阪大学大学院教授の大竹文雄）、「戦力を一気に投入するような政策を選ぶべき」（小林慶一郎）といった意見が出た。西村は途中退席して官邸で菅の決裁を取り直し、「緊急事態宣言への追加」という変更した案を諮り直す展開をたどった。国の審議会での原案差し替えは異例だが、声を上げる姿勢を鮮明にした専門家に対し、政府がこれを受け入れたこと自体はよい。問題はここにくるまでになぜこれほど後手に回る対応になったのか。

二兎を追って一兎を得ず

この悪手の最大の原因は英国株のリスクを見誤っていたことにある。変異株への置き換わりが早かった大阪府では拡がる速度が第三波の三倍と書いたが、他の地域で犠牲を払って学んだ経験は政府に蓄積されているはずなのに、少なくとも北海道の対処に生かされなかった。

政府には、「愛媛や宮城はまん防で抑えられた」という過信が勝っていた。だが、この点についてもすでに五月七日の分科会で押谷から「今までのデータを見ていると、まん防では大都市ではなかなか減らない傾向がある」と、道の人口の三分の一が集積する札幌での実効性を疑問視されていた。

楽観論が勝った最大の原因は東京五輪のことがちらつき、「できるだけ緊急事態宣言を出したくない」という意識があったからだろう。

危機管理の王道は、リスクがあれば最悪の事態を想定することだ。甘い見積もりが外れれば、かえって対策は長引き、経済にはさらに悪影響を及ぼす。百歩譲って二ヵ月後の五輪を出口に設定するにしても、早く強く打てば短く終わり環境は整う。にもかかわらず足元の経済回復と未来の経済回復（五輪）の二兎を追ったために、足元の危機の認識が鈍り、結果的に二つとも損なっていくのである。

政治主導改革の源流をさかのぼると、その一つは一九九五年、村山富市内閣の時に六千人以上の命がうしなわれた阪神・淡路大震災の危機管理の失敗に行きつく。

それまでの官僚主導の意思決定は、各省の下から上がってきた法案や政策を上の政治家が決裁するボトムアップの仕組みができあがっていた。ところが、いざ危機というタイミングでリーダーシップを発揮しようにも、災害情報網が寸断されて情報が即座にはあつまらず、「県からの要請がない」という当時の要件に縛られた防衛庁（現・防衛省）の判断で、自衛隊の派遣が遅れた。それで被害を拡げた反省から、つぎに政権を担った橋本龍太郎が始めた行政改革で、行政管理、予算、人事といった機能が官邸の下に集められるようになり、現在の統治モデルができてきた。

阪神・淡路大震災の反省点だった現場情報の遅れの原因は、災害情報網の寸断や、県知事・副知事の被災など、物理的な困難であった。今回のコロナでは、情報網は健全なのに、トップの首相の危機の認識が鈍ったために被害を広げた。指導者に危機の意識が欠ければ機能しないのである。

さらにいえば、「平時の手続きをすっ飛ばしましょう」と進言・提案する官僚が出てきづらくなっている、という意味では、震災の時よりも後退しているのかもしれなかった。

「国民はころっと変わる」

場違いなほど明快なコーツの「イエス」発言の翌五月二十二日土曜日の朝、私は、官邸に向かう和泉洋人補佐官をつかまえて訊ねた。北海道のマラソン・テスト大会と感染拡大の因果関係については当然のように否定した。菅の落ち着かない会見ぶりに、本当は五輪のリスクに悩んでいるのではないか、と問うと、「まあ、総理はもともと派手なパフォーマンスしない人だから」と言った。さらに「国民の反発がある中で、中止のシナリオを見せることはないのか」と聞くと、こう答えた。

「感染が落ち着かないから。落ち着けばころっと変わると思いますよ」

——二〇二三年に刊行された『安倍晋三回顧録』の中で安倍晋三は、「日本人の面白いところは、現状変更が嫌いなところ」と記した。安全保障関連法成立前、この法案に熱心に反対していた人も、いったん法案が成立してしまうと、パッとその現状を受け入れるのだと。安倍・菅政治の「国民観」は、これなのだ。

たしかに、世論は移ろいやすい。小選挙区制の導入以来、世論をつかみ、選挙を制することができさえすれば官邸主導は機能しつづける。

「見える結果を出せばころっと変わる」

安倍・菅一強の「決め切る政治」が確立したこのカルチャーは平時の局面では機能したが、危機の局面ではどうだったか。トップの首相が危機認識を見誤れば、その認識にしたがって政府の組織全体が方向を誤る。

誤るリスクをどう最小化するか、専門家と政府の探りあいがつづいた。

第七章

祝祭

――2021年7月

オリンピックはずるずると開幕へと進む。語る言葉を政治が持ち合わせず、デルタ株による感染も拡がる。押谷がかねてから懸念していた「秩序なき自主解除」によって事態は悪化の一途を辿ろうとしていた。

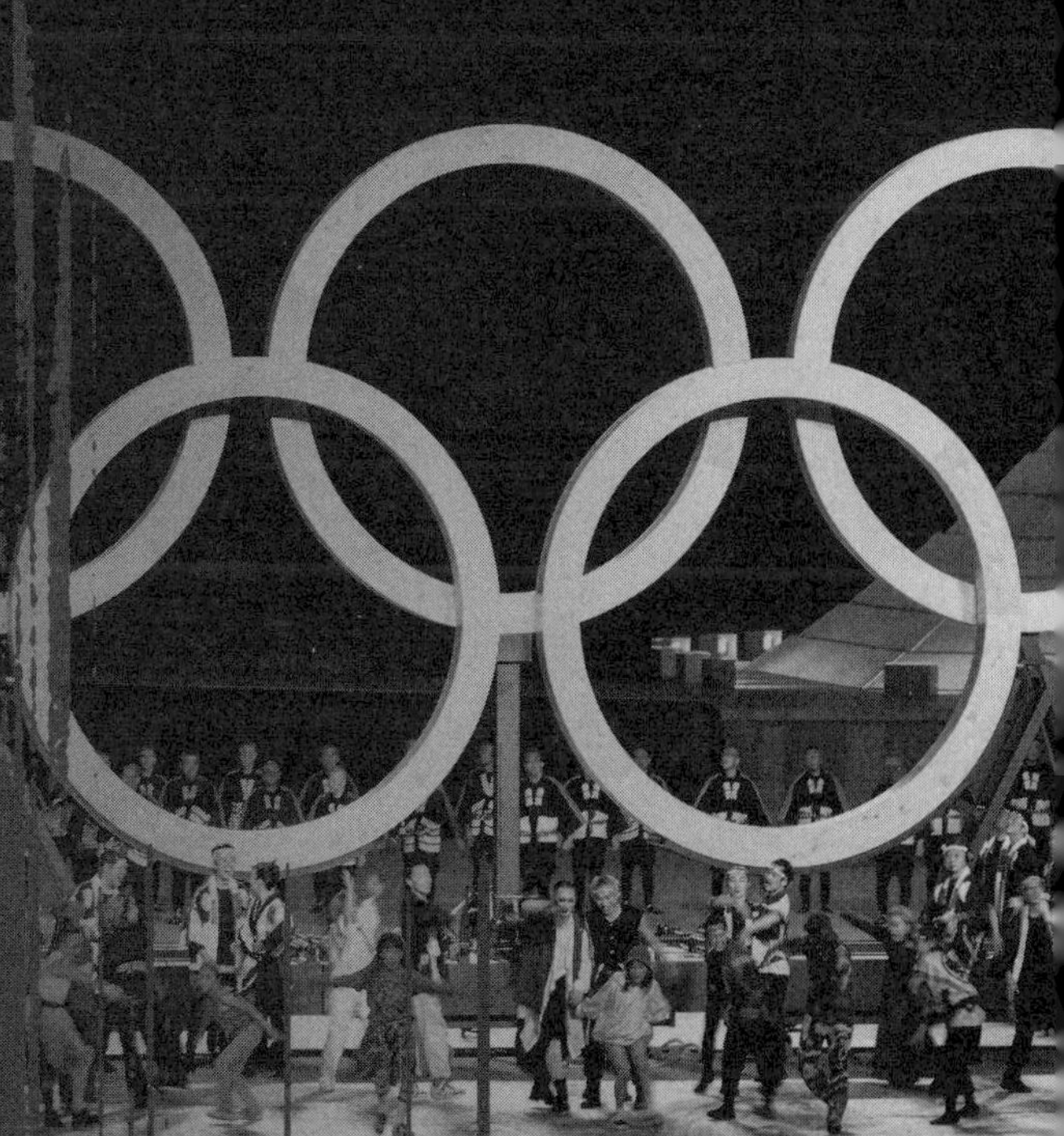

2021年7月23日に開かれた東京五輪の開会式

令和版「ええじゃないか」

「あの大臣が一人で決めたんじゃないことはわかっている。でも目の前におったら、ぶん殴ってやりたい」

東京オリンピック開会式二日前の二〇二一年七月二十一日の夜。代々木公園近くで創業二十一年の居酒屋「花とら」を営む店主、高橋宏治の口調は、そこだけ荒っぽくなった。

酒類提供停止の要請に応じない飲食店に対し、金融庁のグリップが効く金融機関や、免許事業者である酒販店を通じて働きかけを求め、すぐに撤回した経済財政担当大臣の西村康稔について訊ねた時のことだ。高橋は、六月初めから休業要請に応じるのを止め、深夜まで店を開け、酒も出していた。再開直後からしばらく手書きの宣言文を店頭に掲げた。そこには「我慢の限界(略)感染予防を徹底します。お客様にもマスク会食や注意勧告することもあるかと思います」とあった。

高橋がどのような経過を経てここに至ったか。その真意は後述するが、要請ベースの日本のコロナ対策が突き当たった令和版「ええじゃないか」(幕末の民衆運動)をそこに見ることができる。

二度めの緊急事態宣言発令直後だった半年前、新型コロナウイルス感染症対策分科会の構成員で東北大学大学院教授の押谷仁が、「緊急事態宣言が長くなると無秩序に自主解除に向かう」という懸念を口にしたのを思い出す。七月末で都内の宣言期間は、都合五ヵ月近い。その時が来たのだ。

緊急事態宣言発出で選手村の入村式や、さまざまな公式イベントは中止に追い込まれたが、一度増えた繁華街に集う人出は簡単には減らず、五輪が始まった頃、流行は過去一年半にはなかった最大規模に膨れ上がった。開会式の前後、国立競技場の周りでは、世界的イベントの祝祭感に触れようと、あるいは反対のシュプレヒコールを上げようと多くの人がつどい、歓声や怒声が飛びかった。その一方で、東京五輪開会一時間前のＮＨＫニュースは、都心の大学病院の中等症病床がついに満床状態になったと報じていた。

コロナ分科会会長の尾身茂が当時、理事長を務めていた地域医療機能推進機構の本部ビル（東京都港区）では、事件が起きた。七月二十一日の未明、何者かがエントランスのガラスドアにスコップを突き立て、破壊して立ち去ったのだ。

コロナ禍が始まって一年半のこのころ、人口百万人あたりの死者数を見れば、先進諸国と比べ一桁少なかった。政府が強制力を発動しなくとも、政権不支持層でも、高い自衛意識から多くの人が協力要請に応じるのが持ち味だったが、五輪開催を目の前にしたこの夏、そこかしこで怒りの声が噴出した。

「やくざと一緒やないか」

なぜ政府のメッセージは国民に届かなくなったのか。

前出の高橋の店に程近い代々木公園交番の信号から原宿に向かうと、右手にアールのついた吊り天井で知られる国立代々木競技場（丹下健三設計）が姿を現す。一九六四年の五輪に際して建設され、当時は競泳やバスケットボール、五十七年後の二一年はハンドボールの熱戦が繰り広げられた。だが緊急事態宣言を受け、中に入ったのは選手と一部の関係者のみ。公園内で予定されていたパブリックビューイングも中止になり、地元への恩恵は消えた。

二〇年四月の最初の緊急事態宣言の際、高橋は「自分でなんとかしよう」と支援金を申請しなかった。二一年一月の二度目の宣言、四月の三度目の宣言では申請したが、二ヵ月を経ても支給されることはなかった。

食事のメニューをプラ容器に入れ、テイクアウトにして売ったがほとんど売り上げにつながらず、貯金は減る一方だった。運転資金のために四月には百万円の借金をした。従業員の生活はもちろん、二十一歳の長男と高校生の次男も進路を固める時期だ。

「休業しろ言うて金は出さないんか。やくざと一緒やないか」

怒鳴り声をあげたい気持ちで都の窓口に電話をかけると、出たのはアルバイトの臨時職員。知事の小池百合子や中枢の人間に切迫感は伝わりそうもなく、怒声を飲み込んだ。表通りに、厨房機器を載せた産廃業者のトラックが目に入ると、「どこかの店が閉めたんやろうな」と我が身が重なり寒気を覚えた。

「国民の命と健康を守っていく」と繰り返す首相の菅義偉の言葉が空疎で苛立たしく、支援金の一部が届いた頃にはもう、張り詰めたものがプツンと切れていた。六月一日、最初は夜十時まで、徐々に深夜まで延ばすと決めた。テーブルにアクリル板をつけ、空気清浄機は、部屋の大きさの二倍の出力のものに替えた。

高橋のような存在は例外ではない。この時期、渋谷や新宿など都心の繁華街を歩けば、有名テナントビルやチェーン店が並ぶ表通りはシャッターが閉まっていても、路地を一本入ると深夜まで営業する店がいくつもあった。ネット上には「自粛中も営業している飲食店」を紹介するサイトも立ち上がった。

東京都は七月下旬になって、第四波で休業や営業時間短縮の要請に従わなかった六十の飲食店に過料を科すべき、と裁判所に通知した。だが、自主解除組の規模は、この時点で数千ないしは万単位の店舗数に膨らんでいた。

高橋は、感染拡大を心配していないわけではない。

「政治は飲食を目の敵(かたき)にするが、満員電車の通勤客は大丈夫なんか。そっちをなんとかしなくていいんか」

西村「金融機関からも」発言の淵源

西村の問題発言が飛び出したのは、七月八日夜の会見だ。四度めの緊急事態宣言で、酒を出す店への休業要請が再び対策の中核となった。西村は、「要請に応じていただけないお店の情報を金融機関と共有しながら、遵守の働きかけを行っていただく」と述べた。「店への融資の引き揚げを背景に圧力をかける趣旨か」との記者からの問いかけに、「金融機関からも働きかけていただく」というのみで、圧力の行使を否定しなかった。これが報じられてから、反発の声があいついだ。

霞が関も騒然とした。もちろん、そんな方策も権限も、新型インフルエンザ等特措法では認められていないからだが、菅首相出席のもとそのころ定例化されていた前々日の五大臣会合では、誰一人異論を唱えていなかった。

万が一、実行されていれば、飲食店を要請に従わせることに成功した可能性は高い一方、銀行の優越的な地位をつかう「悪手」だけに副作用の懸念もあった。融資を圧力につかえば、取引先の生殺与奪の権を握ることができる。その経験は、コロナ後も悪い前例として残り、国会の議決を経ることなく、政府の裁量で個人や企業の行動を左右する手段として記憶される可能性もある。

西村が、そんな劇薬に手を出したのはなぜか。

野口悠紀雄の名著『1940年体制』は、戦前の政府が、産業界に軍需優先の経済統制を確立したプロセスを分析している。一九三七年の日中戦争勃発と一九三八年の国家総動員法の制定以降、政府は生産力を高めるため、重要産業団体令など国会を経ない勅令を連発する。民間を従わせるのに利用したのが、銀行の資金の出し手としての影響力だ。戦後も温存され、省庁を先導役に官民が護送船団を組んだ経済成長期にも機能した。

他方、戦前への反省から、日本は私権制限に神経質で、特措法の強制力も抑制的だ。自粛に協力する意識が薄れ、このままでは五輪期間中に感染爆発が起きかねない。政治家の呼びかけも聞き入れられず、役所の補助金も効果がなかなか上がっていない。旧通商産業省（現・経済産業省）出身の西村は、そんな状況に切羽詰まった末に、「昭和の発想」に立ち戻ったのだろうか。

感染研の地図は真っ赤に

壁にぶちあたっていたのは、西村だけではない。

政府が「四度目の緊急事態宣言」を決めたのは七月八日だった。基本的対処方針を諮問した分科会の委員で、国立感染症研究所感染症疫学センター長の〝箱根山の笑わない男〟、鈴木基の職場を私が訪ねたのは、その日の午後だ。

緊急事態宣言の発令に積極的ではなかった菅だが、繁華街の滞留人口増に懸念を深め、七日の都の新規感染者数の急増（九百二十人）を受けて決断したとされる。「宣言が出て、専門家としては安堵したか」と訊くと鈴木は、意外にも顔を曇らせた。

「重点措置延長か、宣言かはメッセージ性の違いに過ぎません。いかに市民に伝え、実効性を持たせ、維持できるかという肝心の部分は、正直言って手詰まり感があります」

鈴木の分析の武器は、感染研に集まってくる全国の保健所の疫学データだ。「オープンデータ急進派」を自任する鈴木は、厚労省の専門家組織（アドバイザリーボード）に毎回、大量の分析資料を提出する。

　前日に行われていた会合でも、興味深い〝地図〟を提出していた。

「小地域の人口あたり感染者数」と記されたその地図は、都内の「丁目」単位のブロックごとに、人口一千人あたり感染者数の密度が高いほど濃い赤で着色される。五十歳から六十九歳の高年齢層のシートを見ると、都心を中心にパラパラと各地が色づく程度だが、十五歳から二十九歳の低年齢層では、都全域に濃い赤が点在し、時の経過とともに一つ一つの点が大きくなっていることがわかる。

　もはや感染は点と点がつながってさらに大きな面積の円となり、どの地域、あるいは社会活動のどこに的を絞った対策を打てばいいか、見出すことができなくなっていた。鈴木が示したのは、その厳しい現実を「見える化」している地図だった。

　本来、感染症の専門家はリスク評価が仕事で、対策立案を担うのは国や自治体のはずだ。酒類提供の停止要請に応じない人が増える実情について聞くと、鈴木は腕組みをして話した。

「私も世間では『酒を出すな』『人は外に出るな』と言っている側の人間として見られます。たしかに、お酒を飲むことで感染リスクが高まることにはエビデンスがあり、そうした場を人々に避けていただくことが感染者数を減らすために有効です」

　そこまで言ってから、鈴木は言いよどんだ。

コロナ対策のむずかしさ

「でも……お客側に『感染リスクが高い行動を避けて』と要請することは、店側に『お酒を出さないで』『店を閉めて』と要請することには直接はつながりません。一人一人が感染リスクの高い場所を避けることが実現できればいいのだから、極端な言い方をすれば、『店で距離を取り、酒は飲まないで会話を楽しむ』ということが確実にできるなら無理に店側が時短営業しなくてもいい。ただ、そうはいっても、どの店でも確実にそうしたハイリスクの行動を避けてもらうことができるのかまで考えると、難しくなってくる」

例えば、ドイツでは公共の場で三人以上が集まることが禁止され、違反者には罰金が科された。シンガポールでは公共の場でのマスク着用義務や外食時の人数制限を設け、重い違反には約八十万円もの罰金や禁固刑まで強いられた。個人に対する罰則である。これに対して日本では、二月に新型インフルエンザ等対策特措法が改正されたものの、規制対象は飲食店など事業者側のみ。それ以上については議論することそのものがタブー視されてきたのである。

鈴木がつづけた。

「政策を動かす人たちは、自分が動かせるところで対策をつくる。電車の本数を減らしたり、お酒を出す店を閉めたり……それしかできない、という説明はわかるのですが、こうした強い対策の結果、コントロールが利かない場所に人々が集まる危険な状況を招く可能性もある。これがコロナ対策の難しさです」

野外フェスは中止なのになぜ五輪はやるのか、酒場は止められるのに、食料品スーパーは大にぎわい。感染対策によって割を食うところとそうでないところが生まれ、あちこちで対立を生んだ。

「社会全体として共有すべき目標は何なのかということです。よく考えてみると、重症化して死に至るのはほかの病気も同じです。誤解を恐れずにいうと、コロナの重症者や死者数を極小化することは、目標そのものではない。数字を少なくすることを通じて医療・介護の機能を維持することこそが、切迫した目標のはずなのです。そのコンセンサスのために、社会全体で協力をして感染リスクが高い行動は控えてもらう――抽象的ですが、国にしろ、専門家にしろ、その認識を伝える不断の努力をしないといけないと思うんです」

明文化された規制を強化すれば解決するというほどやさしい問いかけでなく、刻々と変化する状況に応じて「なにが感染リスクが高い行動なのか」について発信しつづけることが問われなければならなかった。

官僚たちは議論から逃げた

「感染リスクが高い行動」を控えるという点でいえば、競技場内外で人が動く東京五輪・パラリンピックは、当然、そのリスクを大きく高めかねないイベントだった。二〇二一年四月下旬、国会に呼ばれたコロナ分科会会長の尾身が「感染のレベルや医療の逼迫状況を踏まえて議論をしっかりやるべき時期に来ている」と発言した。開催か中止か、観客を入れるか否か――専門家たちの見解に注目が集まっていたことは前章で述べたが、その後、結局一ヵ月経っても公の場では何の議論もされてはいなかった。

宣言にいたるまでに、東京五輪の開催をめぐっていったい、何が起きていたのか。

「日本の大事な意思決定の前に、議論をした証をきちんと出しておく必要があった」と鈴木は振り返る。

「四月、五月のころ、五輪開催が迫ってきて、想定される流行やリスクにどのように対策を講ずるか、といった議論がなされて当然なのに、アドバイザリーボードでも分科会でも、まったく議論できませんでした。複数の専門家が折にふれ持ちかけるのですが、その都度、政府側はまったくのスルーという態度でした。官僚は、その話にはふれてくれるな、という空気を発していました」

この空気は、Ｇｏ Ｔｏの時と同じだった。政府の態度に専門家たちは危機感を強めた。

「これだけの大きなイベントをやるのに、何の議論もない。さまざまなリスクを一つずつ検討し、どのリスクは回避するのか、あるいは何らかの対策を取るのか。または、この部分は大事だからリスクを取ってでもやるのか——そうやって検討していけば健全な判断が働くし、専門家としても協力できます」

感染リスクがあるが、やるというならそれに向けたリスク対策を諮問すればいいのだが、実際はそうではなかった、と鈴木が嘆息する。

「実態は、『やると決めた』という明言すらないまま開会式が迫って来ていました。このままでは、専門家が五輪に関して何も意見を発しないまま、なし崩し的に開会式を迎えてしまう。私は、とにかく議論をさせてくれ、という一心でした」

耐えきれなくなった鈴木は五月下旬、厚労省で行われた会議の後、記者の取材にあえて足を止め、自らの名前が表記されることを前提に危機感を語り、それが新聞に載った。

加山雄三の嘆息

このころ、専門家有志は東京五輪の時に感染が広がる場合、どのようにリスクを評価して対応すべきか、そのあり方をめぐる議論を重ね、提言の文書にまとめては改訂を重ねていた。

少なくとも二、三日に一度は、感染状況の確認のために大臣の西村康稔と顔を合わせていたという尾身は、その文書を受け取ってもらえるのか、受け取ってもらえるとしたらいつか、西村を通じて政府の感触をさぐった。だが、政府側からは「五輪の開催のあり方に関して提言は出さないでほしい」「万が一出すにしても目立つようなかたちで出すのはやめてほしい」「どうしても出すならばできるだけ後にしてほしい」という意向が返ってきたという。

前章でも記したが、五月二十一日、国際オリンピック委員会（ＩＯＣ）のオーストラリア人副会長、ジョン・コーツ氏が「（緊急事態宣言下でも開催するかは）イエス」と快活に発言した。これによって、間接的にではあるが、政府側で、緊急事態宣言下でも五輪は必ず開催するのだという覚悟が固まったことが察せられた。

そうはいうものの、感染がなかなか下火にならない一方、首相の菅義偉は、「開催にあたっては選手や大会関係者の感染対策をしっかり講じ……」というつまらない役人答弁を繰り返すばかりで、国民に対してはコロナ下での大会開催の大義を語っていなかった。

時間だけを浪費し、七月二十三日の開会式まで実に二ヵ月と時間が迫ってきている。宣言の再延長を政府が決めたのが五月二十八日。これと前後して、尾身は、意を決して「近々考えをどこかで述べます」と政府側に伝えた。

これに対して緊急事態宣言を解除する六月二十日までは五輪開催のあり方について意見を言うのは待ってくれ、との反応が返ってきたが、さまざまな日程が交錯し、悠長なことは言っていられなくなっていたのである。

六月下旬の二十五日には東京都議選の告示も控えていた。与野党が首都で激突する時期に、政府・与党が扱いづらいものを出すことで政治的意図を勘ぐられるのは避けたい。二〇二一年一月の緊急事態宣言の時のように、政府が先に方針を打ち出してしまっては、リスク評価としては失格になる。西浦は、勉強会の場で尾身が「俺たちはこれまでも前のめりでやってきたじゃないか。なあ」といって脇田隆字国立感染症研究所長（厚労省アドバイザリーボード座長）のほうに視線を向けた姿を印象深く記憶していた。

六月二日、尾身はギアをあげた。衆議院厚生労働委員会に出席して、「いまの状況で五輪をやるというのは、普通はない」と述べた。だから、この状況でもやるというのはどういう大義なのかを政治は語るべきだ、という趣旨なのだが、与党側から「やり過ぎた」という声が少し後で聞こえてきた、と尾身はいう。

「後になってそう聞いたけれど、私は『聞かれたから答える』という発想です。政府が五輪をやるというなら、その目的、どうリスクを軽減するかといったことについて考えを述べるのが当然のことで、WHO時代から染み付いている。私にとっては極めて自然な発言なんです」

菅も大義について語ろうとしかけたことがある。立憲民主党代表の枝野幸男との初めての党首討論に臨んだ菅は六月九日、追及の質問に「安全安心の大会にしていく」と答えた後、「実は私自身、五十七年前の東京五輪の時、私は高校生でしたが、いまだに鮮明に記憶していま す」とたどたどしくも自分の言葉で語り始めた。

「東洋の魔女と言われたバレーの選手が回転レシーブでボールを拾って得点をあげていました。非常に印象に残っています。また、底知れない人間の能力というものも感じました、マラソンのアベベ選手も非常に印象に残っています」

さらに菅は、オランダのヘーシングが日本選手に勝利した際、抱きつこうとするベンチ陣を制して敗者への敬意を払った場面を「ずっと忘れることができなかった。こうしたことを子供たちに見てほしい」と述べた。

もちろん、菅が挙げたのはよき五輪レガシーではあるのだが、この局面で求められていたのは、この感染拡大の危難の中でもやるべき普遍的価値とは何か、という一点であった。それを掲げられれば、その価値の実現のためにこの危難をどう乗り越えるのか、という課題は自然に設定され、国民に協力を求める政治家の言葉の力に説得力が備わってくる。雄弁かどうかではなく、ロジックである。

菅は「感染対策をしっかり講じ（略）安心安全の大会にする」という前提に立っていた。この前提が揺らぐリスクについては語らない路線を貫いたために、このコロナ禍の中でなぜオリンピックをやるのか、というロジックを最後まで組み立てられなかった。

菅のこの答弁があった六月九日、「僕にとってひとつの夢であった聖火ランナーを辞退する」と発表したのは、歌手・俳優の加山雄三だった。加山は、主催の地元・神奈川県庁に送ったメールで「今あらためてこの世界の状況を見た時、手放しに開催を喜ぶことが僕にはできません」と記していた。

聖火ランナーの辞退は、二〇二一年二月、当時大会組織委員会会長だった森喜朗が「東京オリンピックは新型コロナウイルスがどんな形でも開催するんだ」と発言したことに反発したお笑いタレントの田村淳が申し出たのを嚆矢に相次いでいた。さすがに菅が「ウイルスがどんな形でも」と考えていたかどうかは不明だが、感染リスクが広がったケースについて議論を深めようとはしないために、五輪への理解者からも見放されていったのである。

「ここで出さないなら辞めたほうがいい」

話を尾身に戻そう。尾身を援護するかのように、六月上旬のうちに東北大学の押谷や京都大学大学院教授の西浦博が、それぞれ個人として米英のクオリティ誌や、科学誌のインタビューに応じるかたちで、五輪に関する意見を発信した。

英医学誌「ランセット」が、ＷＨＯが五輪に関して沈黙していることを批判するなど話が世界規模になると、次第に永田町や霞が関でも、専門家を無視し続けるのは難しいという認識が広がった。

ただ、いざ本気で五輪開催についての提言をまとめるとなると、疫学や臨床など十人以上の専門家が集まれるのは、土曜や日曜日の夜に限られた。この時はリスク評価に限ったことだから、尾身は大竹や小林といった経済の専門家には、五月下旬以降、声をかけなかったという。

和田が所属する大学の会議室を本会場にオンラインを交えて集まると、フォーカスの置き方や構成といった基本的な部分の意見を集約するだけでも、かなりの時間を要した。また、リスクをどう整理するか。大会主催者が責任を持って制御するリスクと、政府や自治体が主催者と連携して制御するリスク。そして、中止を含め開催そのもののリスクをどう扱うか。どういう順番にするかで、専門家の見識が問われる。画面に文章を映し出し、「このパラグラフをここへ」「やっぱりこちらに移して」という地道な議論にも時間は費されていく。

ただ、中止の可能性を探る一行は、早々になくなった。尾身が振り返る。

「当初は、『開催するかどうかも検討を』という趣旨の文章もありましたが、途中で消しました。中止の可能性はないと確信しましたから」

イギリス南部コーンウォールで行われていたサミットで首相の菅が「全首脳から（五輪への）大変力強い支持を得た」と発言するのが報じられ、その旨が首脳宣言にも盛り込まれていた。これでもっとも重要なポイントは観客の収容方法に絞られてきた。

全体の構成ができたのは六月十三日だが、まだ、尾身に逡巡がなかったわけではなかった。尾身の中で政府との決定的な対立は避けたい、という思いと、「歴史の審判に耐えられるのか」という思いとがせめぎ合っているようでもあった。それをメンバーに問う場面があった。

神奈川県医務監で厚労省アドバイザリーボードにも出席してきた中澤よう子（全国衛生部長会会長）が証言する。

「途中までの議論でも、意見とするか提言とするか、どのタイミングで出すのかといったことで尾身先生に迷いがあるとみていました。何日間か空白があって、『こんなかたちでどうか』と、提言案に意見を求めるメールがきた時、『絶対にこれは出すべきです』と返信しました。それが今まで集まってきた私たちの使命だし、ここで出さないなら、もう（政府の委員を）辞めたほうがいい、とまで書いた。てっきり、みんな〝行くぞ〟という感じだと思っていたのですが、後になって、尾身さんのもとで文章を作ってくれていた武藤香織さん（東大医科研教授）から『迷いがあった尾身先生も、あれで背中を押された』と言われたんです」

尾身から、五輪組織委員会会長の橋本聖子と政府を代表してコロナ対策担当大臣の西村に「二〇二〇年東京オリンピック・パラリンピック競技大会開催に伴う」提言を渡したのは、開会式を一ヵ月後に控えた六月十八日金曜日のことだ。分科会の提言ではなく、専門家有志の二十六人の連名で、日本記者クラブで発表した。七ページにわたる提言を通じ、大会主催者が責任を持って制御すべきリスクと国や自治体が連携して対処すべきリスクを整理してそれぞれの軽減策を記した。

とりわけポイントになったのは、観客の収容方法だった。

〈観客の収容方法等によっては、テレビ等で観戦する全国の人々にとって、「感染対策を緩めても良い」という矛盾したメッセージになるリスクが発生する。大会主催者におかれては、このことを十分に考慮して、観客数等を決定していただきたい〉
〈無観客開催は、会場内の感染拡大リスクが最も低いので、望ましいと考える〉

また、こうも書き添えていた。

〈大会関係者及び報道関係者におかれましては、様々な最新技術を駆使した、「パンデミック下のスポーツ観戦と応援のスタイル」を日本から提唱することにより、全世界の人々がスポーツの感動を共有できるよう、要望いたします〉

「やる」「やらない」というゼロか百かではなく、無観客によってリスクを軽減するとともに、やるならば見出せる希望の方向性も記したのであった。
完成したのは政府に出す数日前だ。六月十五日ごろ、昼過ぎから始めた議論の末に最終版ができたのは夜の十時を回っていた。肝心の部分の表現は「無観客は最もリスクが低い」だった、と尾身は言う。
「しかし帰宅し寝てから朝読み返してみると、いかにもメッセージが弱いなと思い直し、皆と相談した上で、客観性を保つギリギリの表現として、『無観客が望ましい』に変えました」

はっきりと発信しなければ感染を減らす役目を果たせない、と考えたのである。

なんで五輪だけダメなんだ

専門家から「無観客開催」が提言されることを察してか、菅はその数日前から「有観客」を譲らない姿勢を鮮明に打ち出し、地ならしをはかっていた。東京都以外を含めた宣言やまん防が出ている全国の都道府県の今後のイベント開催のあり方について専門家の意見を聞く場となった六月十六日水曜日のコロナ分科会の場で、政府は「一万人」を上限とする案を打ち出した。尾身はこの議題の意見が出尽くしたところで最後に、「一万人という数字がオリンピックと関連があるというメッセージになってしまう。『まん防を解除する地域に適用する』という言葉を添えてほしい、『オリンピックとは直接関係ない』と」と釘を刺したが、会議後の会見で担当大臣の西村は、「分科会に（五輪のあり方を提言する）権限が与えられているわけではない」と予防線を張った。

翌十七日の夜には、「政府と大会組織委員会などは、観客数の上限を『一万人以下』とする方向で最終調整に入った」という速報が流れ、尾身たち専門家有志が「無観客」提言を出す朝の読売新聞一面には「五輪観客　上限1万人　5者会談　21日にも合意」という見出しの記事が出た。

その記事には、「（宣言解除後の段階措置である）東京など七都道府県への重点措置の期限は7月11日となっており、期待通りに解除されれば、同23日に開幕する東京五輪にも『1万人以下』が適用できると判断した」と記されていた。とはいえ、菅にも勝ち誇っているほどの余裕はなく、尾身たちの提言が行われた後、夜に官邸を後にする際は、所感を問う記者たちの前を無言で立ち去っている。

五者会談が予定されていた六月二十一日月曜日の午後、東京・大手町の日本郵政本社で行われていたワクチン接種会場を訪れた時、菅は、「緊急事態宣言が必要になった場合は無観客というのも臨機応変に行う」と述べた。最終決定ではないニュアンスを残す一方、東京都にまん防が適用されていた場合はどうかと問う質問には答えず、あくまで有観客にこだわる様子も見てとれた。「野球やサッカーはいいのになんで五輪だけ観客がだめなんだ」という憤懣を周囲にぶちまける菅の声も報じられ（「時事通信」六月十九日配信）、「五輪は特別なもの」と見ていた専門家とは平行線だった。

「無観客提言」直後の週末に朝日新聞が行った全国の世論調査（六月二十一日付掲載）によれば、「観客なしで行うべきだ」が五三％で、かろうじて「観客を制限して行うべきだ」の四二％を上回ったが、国民の意識も微妙に割れていた。内閣支持率は三四％と発足以来の最低タイの五月（三三％）と変わらない状況だった。

提言した尾身たち専門家にも批判の声が出た。もっと早い段階で提言を出していれば、政府の方向性を変えられたのではないか、中止の選択肢も含めるべきだったのではないのか、といった内容のものだ。

「はっきり言うと、政府は少し約束違反ではないかという思いもありました」

無観客提言を出してから十日後の六月二十八日に私がインタビューした際、疲れた表情を浮かべた尾身は、私にそう語った。六月十六日のコロナ分科会で「上限一万人」はオリンピックとは直接関係ない旨を政府に対して確認したはずが、反故にされたという思いが滲（にじ）んだ。ただ、結果にこだわるところが、尾身らしかった。

「百歩譲って上限一万人が五輪に適用されるとしても、それは（まん延防止等）重点措置を解除した場合の話であって、暫定的な決定なんです。六月二十一日の五者会談の後の夕方、組織委員会の橋本聖子会長から電話があった際、『重点措置が解除されるかどうかを見て最終決定ですよね』と確認したら、『そうです』と言われた。だけど、そこは多くの人に理解されていないと思います」

そして表情を引き締めてこう続けた。

「感染が下火になるなら結論は譲るが、感染が増えてくれれば、またレコメンデーション（提言）をしなければいけないでしょう。政府も、組織委員会も、我々専門家も、重要な時期に差し掛かっているんだと思います。間違いなく」

七月に入ると感染がぐんと拡がった。人流が増加傾向であることもさることながら、感染性の高いデルタ株への置き換わりが進んだ。疫学者たちの数理モデルだけでなく、ＡＩを駆使したデータサイエンティストたちのシミュレーションも、一様に七月後半に医療提供体制の限界を超えることが明らかだという近未来を示していた。

七月七日、菅は四度目の東京都での緊急事態宣言に踏み出さざるを得なくなり、オリンピックは無観客で開催することになった。

自宅療養者が爆増した陰に五輪？

菅の戦略は、ワクチン接種を進めればコロナを克服できるという単線的なものだ。緊急事態宣言発令を発表した七月八日の会見では、先行するイスラエルや英国を念頭に、「一回接種した人の割合が人口の四割に達したあたりから感染者の減少傾向が明確になった」と述べ、七月末には日本もその水準に達するとの見解を示していた。

たしかに、七月二十七日時点で全人口のうち一回目の接種を済ませた人の割合は三七％に到達したが、都の新規感染者数は二日後に、過去最多（三千九百二十人）を記録した。流行は衰えるどころか拡大してしまったのだ。

七月八日の会見で、菅は接種拡大によって「重症者数が大幅に減少している」と強調した。だが、七月二十四日のインタビューで尾身は、首都圏でも「四月の大阪」と同じ最悪の事態に陥る危険が高まっている、という懸念を口にした。「デルタ株によって四、五十代で重症化する人が増えているだけでなくて、最近は、重症とカウントされない重症寄りの中等症患者が増えていて、両者の数を合わせるとかなりの数に上るんです」と。

尾身がいう「重症寄りの中等症患者」とは、五月に厚労省の診療の手引きに加わった「ネーザルハイフロー」（高流量高濃度酸素投与・ＮＨＦ）という治療を施されている患者を指していた。ＮＨＦは鼻から挿入した管から高流量の酸素を送り込む投与法で、人工呼吸器を着ける場合だと必要になる気管切開のような患者への負担を軽減できる。この新しい治療法の普及で、従来なら人工呼吸器でないと管理できないような重い症状でも重症病床に入らずにすむようになった一方、陰圧の個室環境が前提となるために、中等症なのにスタッフや病床などは重症と同等の医療資源が必要になってしまうというのだ。

「入院調整が難しくなると、自宅療養になる。自宅療養者は軽症ですが、このうち何人かは必ず急激に悪化する。でも、病院に受け入れるキャパシティが足りない。これが四月に大阪で起きた現象です」

この点に関連して、見逃せない数字がある。

七月二十七日時点で、東京都の自宅療養者数は六千二百七十七人にのぼり、緊急事態宣言直後の三・四倍という激増ぶりだった。これに対して、自宅に比べ医療従事者の目が届きやすい宿泊療養者数は、千八百二十七人で七％しか増えていない。五輪の影響でホテルを借り上げられず、確保部屋数が増やせないことが一因との指摘もあった。

夏の行楽シーズンでもあった。「海の日」の七月二十二日からの四連休が近づくのを前に人流を抑えるため、尾身は七月十六日に記者会見を開き、「都道府県境を越えた移動はできるだけ避けて」と呼びかけた。追い込まれたトップリーダーの菅も、発言が問題視された西村も適任ではないという政府の判断から、一年前に引きつづき、尾身にその役目が回ってきた。

しかしながら連休初日の七月二十二日、中央自動車道の下り線には、朝から四十キロ超の渋滞ができていた。

専門家のせいにする大臣

なぜ、国民の協力は得られないのか。尾身は、「たんに言葉だけでは、もう人々は動かない。政府はまだ、やるべきことをフルにはやっていないから」と言った。

何をやらなければいけないか。その例として、「検査の充実など、科学とＩＣＴ（情報通信技術）を積極的に活用する対策」をあげた。「総理がワクチンに希望を語られるのは素晴らしいことです。でもワクチンはとても有効な武器だが、万能ではない。高齢者以外の年齢層は始まったばかりだし、希望する国民が二回接種を済ませるのは十月か十一月になる。しかも接種を希望しない人も一定数残る。英国を見ても分かる通り、デルタ株はしたたかです。ワクチンが進んでも、打たない人たちの間で、感染が拡大する可能性が高い」

だからこそ、尾身は政府にはさまざまな対策の手数を打ってほしいといった。

「エビデンスがあるため、これまで飲食店に休業や時短を頼まざるを得なかった。でもワクチン接種が進み、検査キャパシティも増えた。積極的検査を中心に、ＱＲコードを使った感染者追跡システムやコロナ対策認証制度を普及させること、地域単位の流行を検知するため下水道のウイルス濃度を測定する仕組みを活かすこと——こうした複数のツールをうまく組み合わせることで、ワクチン接種が進む前の段階でも、頑張っているお店を開けられる状況を整えることができる。もう、行動変容だけに頼らずにこの状況を乗り越えていく青写真を国民に見せないと、協力は得られないと思うんです」

じつは、下水道の検査や保健所機能の強化を通じて、「感染症に強い社会の構築を」と尾身が最初に訴えたのは二〇二一年四月八日だった。コロナ分科会は、第四波の山が過ぎた六月十六日にも、同じような内容を政府に提言しているが、政府はこうした提言を受け入れなかった。

「政府のワクチン効果に対する期待値が我々専門家よりも高かった」と尾身はいった。自らが手がけるワクチンを過大評価して、それ以外の選択肢を考えない。自ら手がけたＧｏ Ｔｏトラベルにこだわって、第三波の流行を拡大させた半年前と重なって映った。

官邸斜め前の中央合同庁舎八号館にある大臣室にふたたび西村を訪ねたのは、七月二十六日のことだ。批判を浴びた発言の真意から訊ねた。

「特措法は強制力が弱く、緊急事態宣言下の違反でも、罰金はたいしたことがない。人々の外出に対して先進各国には罰金刑があるが、日本にはない。なんとかしなければ……と議論をする中で出てきたものです」

――いま国民の協力が得られない理由をどう分析しているのか。

「いろんな理由があると思うが、自粛疲れ、不満があったのでしょう」

総理にも責任があるのではないか、と問うと、「自分の責任。反省している」と答える。だが、「飲食店にはライブカメラを入れて（監視して）はどうかという提案もある」とも言うので驚いてしまった。

――専門家はワクチンだけでなくさまざまな新しいツールを春頃から提案しているのではな

いか。

「言い訳がましく聞こえるでしょうが、QRコードはすでに大阪府が着手はしたが意外と利用が進んでいない。ツールを検討してもらうにも、尾身先生はじめ専門家は、最近まで五輪の議論に集中していましたから」

専門家が五輪の議論に集中していたのは、いつまでも五輪開催の決断を国民に語りかけない政府に手を焼いたからではないのか。国民が政府に怒り、専門家が危機感を強めるのは当然という気がしてならなかった。

第八章 崩壊

――2021年8月

五輪の開会式とほぼ重なるかたちで、再び医療崩壊が起きた。大阪の教訓を活かすことができなかったのは、本来の危機管理に、政治家のご都合主義が混じってくるためだった。

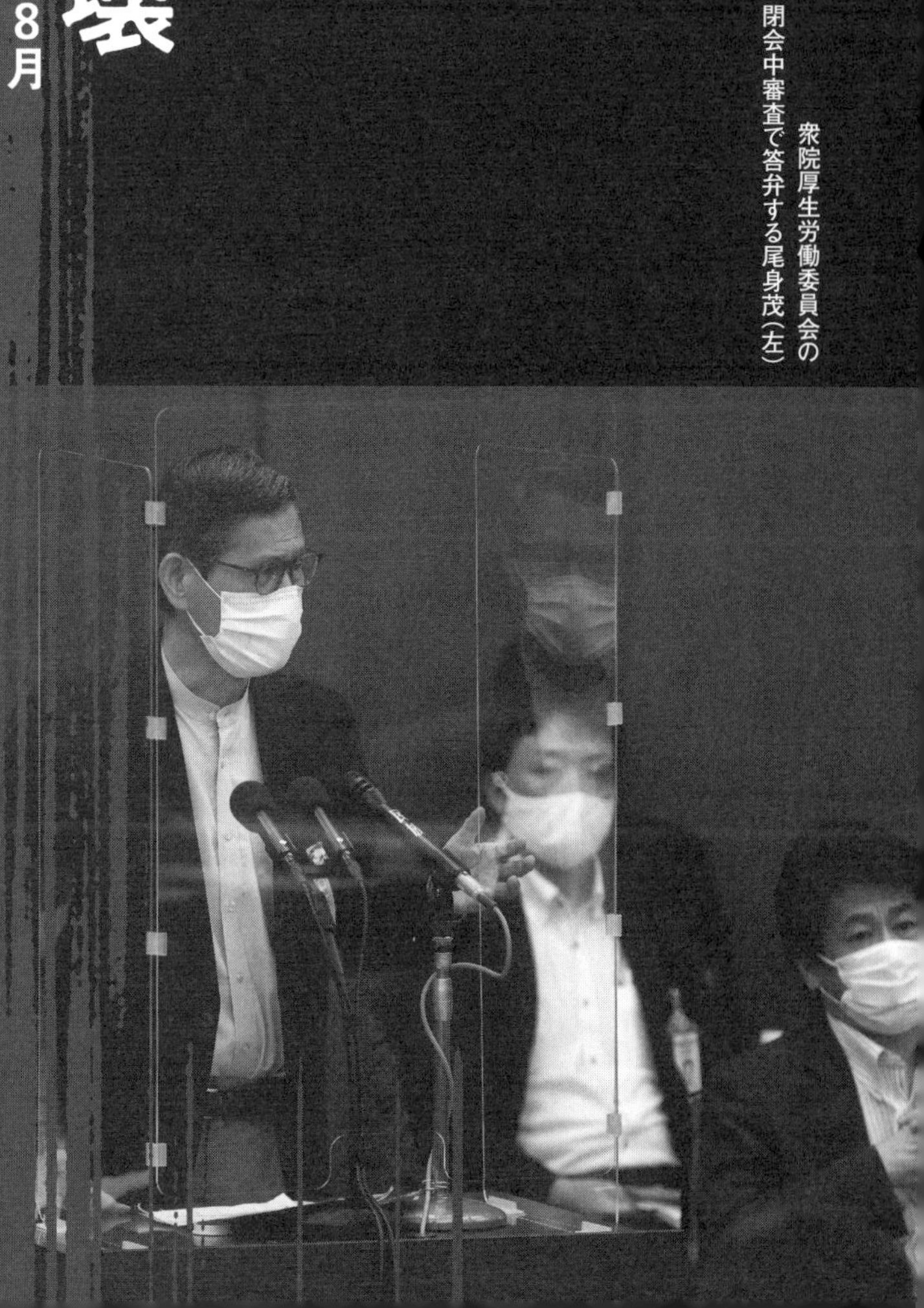

衆院厚生労働委員会の閉会中審査で答弁する尾身茂(左)

総力を傾けられない東京

「（コロナ患者の受け入れを）やらない病院は全くやらない、やる病院ばかり（負担を）増やされて――と現場から言われるのはつらいです」

ベテランの救急医である東京曳舟病院副院長の三浦邦久がインタビュー中、一つだけこぼした愚痴だ。

血の熱い男である。

発熱外来や入院、ワクチン接種といった病院のコロナ対応だけでなく、宿泊療養の支援に、在宅医の応援に、と見返りのない仕事も地域のためなら引き受ける。保健所の信頼も厚く、取材中も相談の電話がしょっちゅう入った。

「医療が逼迫する時期の東京五輪は人流が増えるから中止してほしいと思っていた」とはいうが、開催が決まると医務スタッフのボランティアにも出向き、仲間を連れ、始発電車で競技会場に足を運んだ。理由を訊くと、「熱中症患者を搬送することになれば地域医療をさらに逼迫させる。日頃から慣れた自分たちが現場で〝初期消火〟した方が被害は小さくてすむ」と答えた。

東京曳舟病院は隅田川と荒川に挟まれた「江東デルタ」の北部、東武伊勢崎線曳舟駅に直結したビルが病棟になっている。このデルタはゼロメートル地帯であるがゆえに河川氾濫や大地震といった災害時に孤立しやすく、その地理的な特徴からして、東京の下町の中規模の災害医療の拠点として長年、存在感を示してきた。

そもそも東京都内にあって、この東部は大きい病院が少ない地域だ。とくにコロナの重症患者を見ることができる病床があるのは、この墨田区では、三キロほど南にある都立墨東病院一つしかない。その代わりに、ほかの地域に比べ中小規模の病院が多く、東京曳舟病院はその筆頭格にあたる。日頃の在宅医療を担う開業医や訪問看護師の存在感も際立っていて、東京二十三区では五割程度と言われる区医師会の組織率がこの墨田区では九割近いという、横のネットワークの強さという下町らしい特徴があった。

東京曳舟病院は、二〇二〇年二月の第一波から発熱外来を構え、軽症・中等症患者の受け入れを始めた。その後、感染が拡大すると、行政の求めに応じて十八床まで増やしたが、さらにこの二〇二一年夏の時点では、時に重症患者の治療にもあたらざるをえなくなっていた。

病院の現場に足を運んで話を聞いたが、一人が回復して退院すると、即座に次の入院が決まる。終わりの見えないサイクルを、七人の医師と約三十人の看護師が休み返上で切り回していた。集中治療室に備える人工呼吸器をコロナ病床に持ち込むことはできる。だが、その時は、脳卒中や交通事故といった命にかかわる救急患者の受け入れを絞らざるをえない。三浦は、

「命の線引きになるんです。重症患者を診るなら、ほかの救急患者を絞ることになるんです」

といった。

東京都にはこの当時コロナの入院患者を受け入れている病院が四百ある一方、受け入れていない病院が二百五十、診療所も一万三千五百もあった。不均衡を放置したまま、東京都の第五波対応はつづけられた。なぜ総力を傾ける体制ができないか。空床がない、感染病棟とその他の病棟を用途に応じて切り分けるゾーニングができないという言い分はさておき、非常事態を前に医療界と向き合い、一人でも多く動かそうと汗をかくのが、東京都知事の小池百合子に課せられた政治家の責務であった。しかし、その存在感は薄かった。

振り返れば、三度目の緊急事態宣言を六月に解除した直後から広がり始めた第五波は、五輪大会期間（七月二十三日〜八月八日）に過去最多の感染者数を連日記録し、連休やお盆を通じて全国に沁み出した。

「火元」の東京都では、八月七日に入院患者数四千五百六十六人と第三波時の最多を更新したが、確保病床の六割程度で逼迫してしまい、入院できず自宅で療養する者、その中で病状が急変する者が続出した。四月から五月にかけて大阪で起きたような医療崩壊が再び起きて、八月の一ヵ月間のコロナの死者（報告数）は東京都で二百人。そのうち十二人は、自宅で医療にアクセスできずに死亡していた。詳しくは後述するが、開会式の翌七月二十四日には、この惨事につながる予兆があった。にもかかわらず、実際に医療体制の拡充に手が打たれるのは、お盆が過ぎた八月二十二日のことだ。

八月十一日のアドバイザリーボードは「もはや災害時の状況に近い局面」と警告を発していた。翌十二日の分科会では、東京都の人流を今回の宣言が出る前の「七月前半の約五割にする必要がある」こと、感染爆発を抑えるため、「国が自治体と協力して（略）前例にとらわれない思い切った対策を行う必要がある」と提言を出していたが、それから十日も経過していた。

「助けてあげたいけれど」

責任者は二人いた。一人は首相の菅義偉、もう一人は東京都知事の小池百合子だ。

菅は緊急事態宣言を打ち、対象地域を拡大したが、ワクチン効果への楽観をたびたび口にし、それが国民には「無策」と映じた。支持率は八月に入って三割を切って二九％（ＮＨＫ）まで下落し、総裁再選の道を狭めた。

これに対し小池はどうか。七月には海外メディアに「東京大会はＣＯＶＩＤ－19との戦いで金メダルを取りたい」とはしゃいで見せたが、深刻化した八月下旬になると入退庁時に二階ロビーで待ち受ける都庁番の記者たちの質問をしばしば無視するようになり、会見ではデルタ株の脅威と法令の限界を強調した。そして若者向けワクチン接種の混乱が批判されると「工夫してほしいですね、現場で」とうそぶいてみせた。

菅おろしの政局で見逃されやすいのは、感染対策の主役は都道府県であるという点だ。緊急事態を宣言し、措置を延長するのは菅。これに対して、新型インフルエンザ等特措法や感染症法で医療体制を整える一義的な主体とされるのは、都道府県である。つまり、東京の病床確保計画をつくる責任は都知事にある。

東京曳舟病院の三浦に、デルタ株の恐ろしさについて訊ねると、生活保護の申請に訪れた役所で具合が悪くなった六十代男性の例を挙げた。熱中症を疑われて運ばれてきたのが午後四時ごろ。当初の血中酸素飽和度は正常だった。

「ところが酸素を投与しているのに、入室二時間後の午後六時ごろには、中等症Ⅱとされる九二～九三％まで低下していて、慌てて人工呼吸器を装着したんです」

基礎疾患のない人、あるいは若い世代も例外ではない。三浦はホテル療養の支援に入った時の話をした。発症四日目でホテル療養していた二十代の人は、血中酸素飽和度を測ったら八八％にまで落ちていて、すぐ入院させた。「聞けば『言われてみれば苦しい』と答えるのですが、自覚症状はなかった。喘息（ぜんそく）も喫煙歴もないのに」

東京都では、連日四千人もの陽性者が確認され、療養者は三・六万人まで積み上がった。このうち入院できたのはわずか一割の約四千二百人、宿泊療養に入れた人は約二千人止まりだ。これに対して自宅療養者は二万人、入院先が決まらない人が一万人で合計三万人、全療養者の八三％が自宅に残されていることになる。三万人のうち、誰が悪くなるのかがわからない。四月に大阪で起きた危機と似ているが、その規模はそのピーク時の二倍を超えた。

都モニタリング会議（八月二十六日）の分析によれば新規感染者の約〇・六％が重症化し、人工呼吸器かＥＣＭＯ（体外式膜型人工肺）を装着することになる。感染者四千人がつづけば、毎日二十四人の重症患者が生まれる計算になる。ふたたび、三浦が語る。

「つらいのは、異変を感じて踏み込んだ部屋で意識が朦朧（もうろう）としている患者と向き合う時です。初対面で『助けてあげたいけれど、最善の医療を提供できないかもしれない』と告げなければいけない。本来なら人工呼吸器が必要なのに、対応できる病院を探せそうにない。それでも、どこかの病院に入れれば酸素や薬の投与ぐらいは受けられる。『それでいい?』と働き盛りの人に伝えるのは苦しいんです」

五輪と並行してエスカレート

異変を感じとったのは、七月十七日だったと、三浦は述懐する。東京五輪の開会式一週間前である。

「その日、月に二度まわってくる都の『調整本部』の当番でした」

西新宿の都庁にある入院調整本部は、保健所や病院間での入院予約の輻輳を避けるためにもうけられた。各保健所から集約された情報をもとに、東京災害派遣医療チーム(東京DMAT)の指導医が輪番で診療の順番などの優先順位を決めるトリアージを担うことになっていた。東京DMATは、救急救命を専門とする医師や消防隊員らからなるチームで、災害時や秋葉原通り魔事件のような一度に多数の怪我人や病人が出た際の優先順位の考え方に通じた専門家集団である。その一人である三浦は、「その日は、様子が違った」と述懐する。

「数が一気に増えていて、転院依頼が病院だけでなくホテルからも届いていた。その全ての調整はとても無理で、まずは重症と中等症の患者を優先して、軽症を診る病院にも中等症の患者をお願いした」

七月十七日の調整件数は百二十件。すでに第四波のピークに並び、つぎに都庁で当番がまわってきた八月十五日には六倍の七百八件にまで膨れ上がった。

三浦の職場である東京曳舟病院でも、その頃から十八床のうち十三、十四床が埋まりっ放しの状態がつづいた。

「送る先がないから、重い患者がきた時のために四床は空けておくんです。どこも似たようなものですよ。いままで頑張ってクラスターを出してはいないとはいえ、この（駅と一体の）場所ですからね。増改築はできないし、これ以上の無理はできない」

都内の大病院は総力戦体制に

つぎに、重症患者を受け入れる都内の大病院の医師に八月下旬、その修羅場の真っ只中、状況を聞いた。

「入院者数は百五十人です。そのほとんどが中等症Ⅱ以上で、酸素投与が必要な状態。ほかで断られていることも多いから重い人が中心です。百五十人のうち十人が人工呼吸器を装着し、二十人がネーザルハイフロー療法（高流量酸素療法・ＮＨＦ）で処置しています」

もともと、この病院の感染症病床は少なかった。

「さいわい、建物は隔離できる個室が多い構造になっていました。こうした個室を備えた五病棟（病棟とは、病室群とこれを管理するナースステーションを一単位とする用語）と患者をモニターしやすいハイケアユニット（ＨＣＵ）の部屋をコロナの入院患者さんのために使っています」

病床があっても、医療従事者がいなければ稼働できない。看護体制を整えるため五病棟のスタッフだけでなく、ほかに四つの病棟を空けた。そこに張りついていた看護師をコロナ病棟に振り向けたという。

「人工呼吸器で管理される患者は寝たきりなので、看護師の人手が多く必要になる。個人用防護具を着た看護は、数時間もすればもう汗だくですよ。加えて中等症向けと説明されることが多いＮＨＦ療法も、大量の空気を患者の鼻に投入するので、肺を通って出る呼気からウイルスが排出されやすい。処置する医療者へのリスクがあるため、陰圧の個室（ウイルスが外部に漏れないよう気圧を低くしている部屋）で人工呼吸器と同様の人数が必要になるんです」

ちなみに指定医療機関を多く抱える東京都では一月からコロナ病床を捻出するために都立広尾、公社荏原、豊島の三病院では一般医療を縮小し、専門病院化が進められた。前出の医師の病院も、人材確保のためがん診療などほかの医療を縮小した。

「がんなど一般診療を止めるわけにはいきません。でも外来の頻度を減らし、延期できる治療や検査を待ってもらうことで看護師を確保した。医師も、整形外科や耳鼻科、あるいは緩和ケアや精神科からも応援に来てくれています」

問題は、いずれの病床にも入ることのできない三万人の自宅療養者とその急変をどう救うかだった。

都は八月十四日から、入院先が見つからない患者のため十一の都立・公社病院で酸素ステーション（三十六床）を始動した。八月下旬には、荏原、豊島、多摩南部地域の各病院（計百床）と、酸素・医療提供ステーションの都民の城（百三十床）でも酸素投与を行う施設を用意した。

厚労大臣の田村憲久は、八月二十六日に体育館などに患者を集めて治療を行う臨時の医療施設をつくるよう都道府県に要請したが、最大の焦点となった東京都の小池は八月二十七日の会見で「会場の問題というよりは、人の問題だ」と慎重な構えだった。

見過ごしてはならないのは一連の対策が八月半ば以降に動いていることだ。前述の三浦が異変を感じた七月十七日から一ヵ月も後のことである。

もう一度、八方塞がりの状況になる八月の時点から、一ヵ月前の七月まで、時計の針を戻したい。いつから、どう逼迫していったのか、検証しておきたいからだ。

重症者数が示すもの

注目すべきは重症患者数である。

二〇二一年七月一日は五十一人だった重症患者は、八月一日には百一人に倍増する。この間の数値を並べて見ると、奇しくも東京五輪の開会式が開かれた七月二十三日までは五十～六十人台をうねりながら横ばいで推移していたのに、七月二十三日の六十八人から、七月二十四日に七十四人にぽんと増えたあたりをさかいに、右肩上がりのトレンドが明確になる。

だが、七月前半の「横ばい」は不可解だ。

というのも、三浦が記憶しているといって話してくれた七月十七日の「変調」が数値に表れていない……。なぜだろうと、都モニタリング会議が毎週発表する十数ページの分析資料を何度か読んでいて、ハッとさせられた。重症者が増えていなかった——わけではないのだ。

各回の資料の最後に「一週間で新たに人工呼吸器を装着した重症患者の数」が記されている。七月七日時点では、六十二人の重症患者のうち新たに装着したのは四十一人（六六％）。重症患者の合計だけみると「横ばい」なのに、そのうち「新たに装着した人」が七割いるということは、七割にあたる人は回復するか死亡したことで人工呼吸器を外し、外したことで空いた機材を別の新しい重症患者が使用することになったことが見てとれる。一週間で七割は入れ替わっているのだ。七月下旬までこの規模で入れ替わりを繰り返した。感染が落ち着いていた六月は四～五割だった。

この割合が示すものを分科会の専門家（コロナ診療を知る医師）に聞くと、「激しい勢いで出てくる重症患者に人工呼吸器を装着しては次々と回復もさせて抜管させる——その両方の数が拮抗していたのでしょう」と読みといた。

そう聞くと、救急医たちの奮闘として数字が立体的に見えてくるのではないだろうか。増えていなかったのではなく、増えないように必死に処置して空きベッドをつくるのだが、すぐそのベッドが埋まる——。そんな状況がうっすらと数字の奥に浮かび上がってくるではないか。

三浦が「第三波を超える」と予兆を感じたのが七月十七日のことだ。

現場の医師・看護師たちはしばらく必死でがんばったが、その一週間後の七月二十四日に、〈横ばい〉から〈右肩上がり〉に転じた。患者を回復させ、自宅に戻すことで抑えていたが、重症者の急激な増加に抗しきれなくなってしまった。

八月に入っても八割の入れ替わりはつづくが、総数が百人、二百人と増える分だけ入れ替わらない重症者が積み上がっていったのである。

ステイホームに貢献している

ここまで示してきたのは、東京都のデータである。都知事の小池百合子は、遅くとも七月二十四日には、専門家から「限界超え」を知らされていたということになる。

あえてオリンピックのほうのスケジュールもおさらいしておこう。七月二十三日は五輪の開会式である。小池が視察先で「COVID－19との戦いで金メダルを取りたい」などと軽口を叩いていたのが、翌七月二十四日である。都では七月二十八日から三日連続、三千人台の過去最多の感染者数を記録している。重症病床でなんとか保っていた均衡がやぶられ、しかも新規感染者が爆増しているのだ。二週間後により深刻な危機がくる、ということは誰でも想像がつく話である。

このころ国会に呼ばれた分科会の尾身が「大阪のように自宅療養している中で重症化し、亡くなる人が出てくることも当然、想定して対策を打つ必要がある」と警告していた（七月二十九日・参議院内閣委員会）。

尾身が感染の押し上げ要因としてインド株、お盆、夏休みのほかに「五輪」と述べたことについて問われた小池は七月三十日、「視聴率二〇％を稼げるコンテンツというのはなかなかない。ステイホームに一役買っている」と五輪を擁護した。

だが、テレビ観戦のためにステイホームした人がどれだけいたかはさておき、実際にどれだけ感染抑止に効いたのだろうか。都民の生命・財産を守る都知事が最も関心を持つべきポイントはそこだ。二週間後の八月十三日、新規感染者数はさらに五千九百八人まで膨れあがる。潜伏期間を考えれば、ちょうど「視聴率二〇％稼げるコンテンツ」発言の前後に感染した者が多かったことになる。

これから、死の瀬戸際に瀕するかもしれない都民が続出しそうな局面で、その現場をも統率すべき指揮官が、ずいぶん呑気なたとえをしたものだ。着物姿で閉会式に出席した小池は五輪旗を振り、つぎのパリ市長に渡すという政治的なレガシーを手にした。

シングルイシューで人は動かない

この急拡大の場面でおきた現象を、前出の専門家はこんなふうに表現した。

「医療の病床を増やしても、これだけの規模の感染が続くとさまざまな場面で対応がずれていくんです。軽症の変調を拾う時期を逸し、重症患者の搬送が遅くなり、病床が枯渇して地理的に離れた場所に送り届けざるをえず、救急搬送にも限界がくる。こうして軽症の病床は中等症の患者を、中等症の病床で重症の患者を受け入れる、ホテルでも酸素投与が必要になる……というふうに、それぞれ、本来よりも一段階、重い患者への対応を迫られていったんです」

感染者の増加によって医療現場の対応にきしみが生じ、危機が長期化する悪循環。大阪でこのスパイラルが起きた三ヵ月前の教訓から、小池は何か学び取っていただろうか。

　小池が唯一動いたのは八月二十三日、厚労省に大臣の田村を訪ね、国と連名のかたちをとって、病床の確保や医療従事者の派遣に協力するよう要請した時のことだ。新たに設けられた「伝家の宝刀」を抜くのかどうか注目されたタイミングであった。

　伝家の宝刀とは、二〇二一年二月に改正された感染症法十六条の二に定められた権限で、厚生労働大臣や都道府県知事が、医療機関や検査期間に協力を要請できるとする規定ができた。医療界の反対もあって、行政命令を発することができるようにまではならなかったが、正当な理由なく応じない場合は勧告を発することができ、それでも従わなければ病院名を公表するという制裁措置が設けられていた。実際、この時までに北海道札幌市、奈良県で要請は行われた。

　さらに第四波の四月、大阪府知事の吉村洋文は、この条文を背景に病院に協力要請を行い、一部の病床を確保した。今回の第五波を迎えるのを前に大阪府は再び要請に踏み切ったが、まだ余裕があることが影響してか、協力は得られなかった。さらに吉村は、臨時の医療施設の創設にも意欲を示してみせた。

　こうして手数を重ねる大阪府と手を打たない東京都の間で、明暗が分かれたのは事実だ。

例えば、宿泊療養施設の確保数である。

四度目の緊急事態宣言を発する直前の七月七日時点で、東京都が確保したのは二千八百室。

その後、二倍以上の約六千二百室を確保したと発表したが、実際には入所者の入れ替えに消毒作業が必要だったために運用上の受け入れ上限は三千三百七十室（八月二十六日現在）にとどまった。宣言が出た後でさえ、上積みは一割強にとどまっていた。

これに対して大阪府を同じ期間で比べると、千八百七十八室から、じつに三倍以上にあたる六千百三十一室まで運用上限を引き上げた。四月の苦い経験から学んだことで、大阪府の早めの対応が奏功したのである。

小池が、厚労省一階のロビーに田村と並んで感染症法に基づく「要請」を発表した会見は、たったの十二分間のことだった。記者の質問に二度だけ答えると、「次がある」と言い捨て去った。都合が悪くなると、会見をやった体裁だけ整えて、勧告や制裁をするのか、といった質問を発する機会を記者に与えないのだ。

考えてみれば、東京都医師会は小池都政擁立の最大の応援団だ。また、二〇一七年、民進党からの合流組について憲法観などに基づいて「排除します」という発言一つで自ら率いた国政政党「希望の党」が躓（つまず）いた苦い経験もある。強権的な条項と自分の政治家としてのイメージが結び付けられることを嫌った可能性もある。

病床確保のための協力を求めようにも医師会や看護協会に反発が強いのであれば、それこそ政治家の出番だ。説得に汗をかくのは本来的な使命だったはずだが、そうした利害調整は苦手とする分野であったのか。二〇二一年一月、緊急事態宣言の発出をめぐってコロナ対策担当大臣の西村康稔と三時間も激論をかわした時のように、行動する政治家の姿を見せ、医療界や国民から協力を取り付ける契機にするという熱量は感じられず、増床できたのは、わずか百五十床に止まった。

墨田区の成功例

医療体制のキャパシティを強化する方策がなかなか進まなかったことはコロナ禍の最大の問題の一つだが、成功例がなかったわけではない。

その一つが、二〇二一年一月から同年九月まで、すなわち流行の第三波から第五波にかけて、「入院待機者ゼロ」を続けた東京都墨田区の取り組みだ。地域の病院に要請して中等症の病床を増やしたのはもちろんだが、最大の課題は、重症者向けの病床が墨東病院一つのみだったことだ。とりわけ高齢者の場合、人工呼吸器を外せるほどウイルスの量が減っても、体力が回復せず退院ができない。

そこで、病床の回転効率をよくするために墨田区が注力したのが、こうした回復期の患者の転院先の確保だ。二〇二一年一月に「回復期向けの病床」を用意した病院に対する補助金を創設したが、私が現地に入って取材した時点（二一年六月）で、五十六床まで増やし、待機者が生じない努力を重ねていた。

これは、単に補助金を動機づけにベッドというハードを用意しただけではなく、ハードを生かす墨田区の医療者たちのカルチャーがあった。

墨田区では二〇〇八年、脳出血した妊婦が八つもの病院に受け入れを断られた末に亡くなるという痛ましい事故が起きていた。社会的にもショックを与えた事案だけに国や都によるさまざまな体制整備が行われた。とくに衝撃が大きかったのは地元の病院だった。自分の患者の容態が悪化したとき、地域で高度な医療を提供する墨東病院に搬送できなくなることは地元の病院にとっても死活問題だった。二度とこの悲劇を繰り返さないために地元墨田の医療者たちが協力して「断らない医療」を墨東病院で実現しようと、墨東病院からの転院を受け入れる後方支援で協力する枠組みが出来た。ハイリスク患者向けの病床からの「下り」の体制を整えた経験があったのである。

当時から注目されたこうした取り組みは当時都知事の石原慎太郎の肝いりでつくられたが、コロナ病床の確保のためにモデルをつくり、意識を合わせるには、やはり政治の指導力が必要になる。

八月下旬、分科会の尾身茂にも話を聞きに行くと、八方塞がりの状況に嘆息していた。たしかに、救える命が救えなくなる状況だった。尾身は、東京都は臨時の医療施設をプレハブでもつくるべきだ、医療従事者の人の確保の問題だ、と説いた。

「リーダーが自ら旗を振らないと。旗を振ることで、みんなを一つにする必要がある。医療関連の団体を説得する、市区の保健所と意思統一を図る、宿泊施設を説得する、国民を説得する……いずれも難しいことだらけです。その説得は、人を不快にさせるかもしれないが、選挙に選ばれたリーダーにしかできない」

二〇二一年一月の第三波では、首相と都知事の歩調が乱れ、感染対策に遅れを生じＧｏ Ｔｏトラベルキャンペーンの停止など強い対策に踏み出すのが遅れた。二〇二一年八月の第五波でも感染の震源地の東京都で医療提供体制の拡充が遅れた。病床はもちろんだが、それを運用する医師や看護師など地域の人材資源を一つの旗のもとに結集するリーダーシップが、コロナの危機では問われつづけた。

政治のリーダーシップというと縦割りの官に対する政治の指導力と理解されることが多かった。もちろんそうした力は必要だが、コロナを通じて何度かやってきた危機の局面で共通して突き当たった壁は、官だけでなく地方自治体や民間の病院など、さまざまな組織にある人材やリソースを結集して、巻き込んでいくようなリーダーシップであった。

「この危機は複雑方程式なんです。医療や経済だって片方だけやっても解決しない複雑系になっている。覚悟と戦略、合理性とメッセージ。綿密な見取り図がいる一方で、交渉のエネルギーも必要です。どれか一つだけでは組織や社会は動きませんよね」

相次ぐ批判

やり場のない人々の思いは、そんな尾身ら専門家に急速に向かった。決めているのは尾身であり、迷走の原因はこの専門家の人たちにあるのではないか、という批判である。

八月半ばから、尾身が理事長を務める地域医療機能推進機構（ＪＣＨＯ）など公的病院がコロナ患者の受け入れに消極的だと批判する記事が相次いだ（「朝日新聞」二一年八月十九日付、アエラドット九月一日公開）。

入院できず自宅療養を求められる人が続出している中、民間病院のコロナ診療への消極姿勢に焦点があたっていた。全国八千三百ある病院のうち、国立病院機構やＪＣＨＯなど国が統率できる公立・公的病院は、千五百七十五と二割しかなく、のこり八割にあたる六千七百二十五は民間である（二〇一九年度・医療施設動態調査）。この民間のうちコロナ診療に応じていたのはわずか一五％に過ぎなかった。

多くの民間病院が拒否する中で、まずは公的病院が病床増床に踏み出すべきだ、とりわけ分科会長の尾身が指揮する足元の病院は、もっと率先して受け入れるべきだ、という視点から書かれていた。

まず朝日記事は、ＪＣＨＯ傘下の全国五十七病院（約一万四千床）のうち、コロナ病床は、四十三病院の計八百十六床（五％程度）に止まっており、そのうち実際の受け入れは三百四十五人（二％）しかないと指摘した。また、アエラドットの記事は、ＪＣＨＯが、都内で運営する五つの病院のコロナ病床百八十三床のうち三割が空床であること、とりわけ東京蒲田医療センター（大田区）ではコロナ病床七十八床のうち、半分以上にあたる四十二床が空床であることを指摘した。加えて、病床確保のための補助金の受給によって補助金収入が三百十一億円も増えていて、これは「ぼったくりではないか」という点も批判していた。

なぜ、受け入れが少なかったか、という点と、補助金をもらい過ぎではないのか、という点の二つである。

まず、空床があるとの指摘について、尾身は次のように説明した。

ＪＣＨＯは感染者の多い都市部を中心にコロナ患者を受け入れ、東京都内五病院（前述の蒲田のほか、山手、高輪、新宿、城東）の平均病床使用率は七割程度になっていた。使用率が九割の病院もあった。さらに各地のＪＣＨＯ傘下の病院に指示し、北海道や沖縄などの病院に、不足しがちな看護師を派遣してきたが、全国的に感染が拡大すると看護師を集めることが困難になり、八月七日時点で、東京蒲田医療センターでは病床使用率が約五割程度に止まっていた。

概ね、以上のようなことである。

医療スタッフは地域によって偏在しており、地方の応援に人を出している間に東京の医療需要が高まってしまった、ということだ。不幸なことだが、医師・看護師の不足によってコロナ患者の受け入れができなくなることは、ＪＣＨＯに限った話ではなかった。

コロナの病床は感染対策のために通常の二倍から四倍の看護師が必要になるとされ、通常の配置の看護師を割いてそのベッドに当たらざるをえなくなる。私が現場で取材した東京曳舟病院でも、十八床ぎりぎりではなく、次の救急搬送に備えて数床を空けている状態だった（本章冒頭参照）。使用率五割は低すぎるが、平均七割にはさほど違和感はなかった。

医療経済学が専門の学習院大学教授・鈴木亘の著書（『医療崩壊　真犯人は誰だ』）によれば、実は公立・公的病院でも、四割はコロナ診療を引き受けていなかった。東京曳舟病院の三浦の言葉を再掲すれば、民だけでなく公も含めて、「（コロナ患者の受け入れを）やらない病院は全くやらない、やる病院ばかり（負担を）増やされる」状態にあったのである。

「国の病院がやらないなんて、あり得ないだろう。今すぐ病床を出させろ」

――朝日の記事と前後して、そんな菅の怒声が官邸の首相執務室に響いたという（「読売新聞」二三年五月一日付）。

国と都の要請を受けるかたちで、ＪＣＨＯは八月下旬、全国で八百七十床（ＪＣＨＯ全病院の稼働病床の六％）、都内では百八十七床（都内の五病院の稼働病床の一三％）を確保したと発表した。さらに東京城東病院で一般診療をすべて中止し、丸ごと五十床のコロナ専用病院にする方針も打ち出した。このニュースは盛んに報じられ、アナウンス効果はあった。だが、受け入れた院長の中馬敦は、後の読売新聞のインタビューで、専門病院として動き始めた後の意外な顛末を明かしている。

「以前は14人の医師がいました。それが、コロナ専門になったことで次々と医師が辞め、半分の7人になってしまいました。この春、ようやく2人増えて計9人になりましたが、それでも全然足りません。１２０人近くいた看護師も、30人ほど辞めて、現在約90人です」

「正直、コロナ専門になればとても大変になることはわかっていましたので迷いました。でも、尾身さんは国内の感染対策について先頭に立って提言する立場で、とても苦しそうだった。それで、これはもう断れないな、と思って最後は了承しました。そこから1か月かけて、それまでいた患者さんに全員退院してもらい、感染防護のための陰圧設備を整え、医師や看護師、職員たちが感染症患者の対応法を身につけて、21年9月末にコロナ専門病院としてスタートしました。でも、蓋をあけてみると、第5波の波はすっかり落ち着いていて、コロナ入院患者はぱたりといなくなった。これは全くの予想外でした」（読売新聞「『コロナ専門病院』の苦闘と苦悩」二三年五月三日付）。

公的病院にまず行動を求めるのはよいのだが、釈然としないのは、それがエクスキューズとなり、政治が本来的に対峙すべき「やらない病院」と向き合う努力が見えないことだった。

プロフェッショナル・フリーダム

少しデータを確認しておきたい。

経済協力開発機構（ＯＥＣＤ）の統計によれば、実は、日本の人口百万人あたりの病院数は六十六と、フランスの四十五、イギリスの二十九、アメリカの十九を上回っている。救急救命や高度な医療を必要とする重症患者向けの病床（急性期病床）では人口一千人あたり七・八床とアメリカの二・五床の三倍以上もある。

鈴木亘の前掲書『医療崩壊　真犯人は誰だ』によれば、日本は病院の数が多い一方、その約七割は二百床未満の中小病院で、数ある病院に人や設備といった資源がバラバラに分散している。このため地域密着のクリニックへのアクセスは世界一だが、一病院あたりのスタッフ数が諸外国に比べて手薄になる。感染病棟のゾーニングなどができる機能や専門的な人材を大規模に集積させた病院は逆に極めて少ない。大規模な病院を核に多くの医療スタッフを総動員して、集中的にコロナ患者の医療需要に対応できた欧米より、日本は病院が小規模乱立した結果、医療崩壊が際立つことになったという。

ハードとしてはそうだとしても、ソフトの面で、例えば前述の東京都墨田区のように、大病院と中小病院が互いの「できること」を持ち寄ることで、対処を工夫することはできたはずではないか、との疑問を抱く人もいるだろう。地域全体で総動員体制を組めなかったのだろうか。

そうはならなかった背景に、「やらない病院は全くやらない」を可能としている日本の医療の独特の構造も指摘されている。そもそも小規模病院が乱立するようになった源流は、一九六一年の国民皆保険の成立によって医療ニーズが急増したことにある。このニーズを引き受けて急増殖した開業医たちがつくった組織は政治的な力を蓄えた。

「82年まで25年にわたって日本医師会の会長を務めた武見太郎氏は開業医の利益を重視。医師が外部干渉を受けずに活動する『プロフェッショナル・フリーダム』を掲げ、政府の介入をことごとく阻んだ。診療報酬の増額などを求めて全国一斉休診に踏み切るなど、歴代の厚生相以上に医療政策に影響力を発揮した。

今日まで続く民間の開業医を中心とする医療体制はこうして形成され、結果として『経営の自由』が確保された病院が増加の一途をたどった」（「日本経済新聞」二一年三月三日付）

ここに示されているのは、医療市場のかたちは供給者（医師）に決める自由がある、という医療界独特のカルチャーだ。数が多く乱立した中小病院同士は、日ごろは地域で客（患者）を奪い合うライバルで、協力関係は希薄だ。それぞれバラバラの開業医の経営の自由を維持・拡大することを至上命題として、日本医師会（と、その政治団体である日本医師連盟）は幅を利かせてきた。その意味では、過去のたらい回し事件の痛ましい経験を共有した上で相互の自由を制約し、協力しあった墨田区は例外的なことなのだ。

人口減少局面に入ると、社会全体の病床は過剰になった。だが、医師会はその削減対象を自分たちの商売敵である公立・公的病院の削減に求めてきた。前出の日経記事によれば、副会長当時の中川俊男（二〇年から二二年は会長）は「民間病院と競合している場合は公立・公的病院が撤退すべきだ」と強弁していたという。

二〇一九年九月、医療資源が小さく分散・乱立する構造を改めるべく病院の統合再編を進める構想が持ち上がった際も、そうした医師会の主張に突き上げられた厚労省の再編リストには、やはり公立・公的病院の名前ばかりが載った。医療崩壊の真因は、「やらない病院は全くやらない」という自由を当然視する日本医師会の存在抜きには考えられない。

本来ならば、所管省庁が公共性の視点から命令や指導で介入するのが常識だろうが、厚労省の場合、医療界を誘導する調整弁は、規制ではなく、もっぱら診療報酬と補助金――すなわちお金のみだと言われる。

改正感染症法では行政が病院にコロナ病床を出せ、と勧告し、応じなければ名前を公表する権限も与えられたはずだった。中途半端とはいえ強制力を備えたのに、二度目の厚労大臣だった田村は、結局、そうした力を行使することはなかった。都道府県知事にもその権限は付与されたが、都知事選挙で東京都医師会（会長・尾﨑治夫）に支援を受けていた小池百合子も、行使しなかった。医師会がキープする「やらない自由」の壁を、国も都も突破しようとはしなかったのである。

二〇二〇年四月の最初の緊急事態宣言のころには、休まずに働く指定医療機関の医師や看護師の献身への感謝を表明する人も多かったが、宣言が二度、三度と繰り返される中で、医師会・厚労省一体となった既得権益に対する国民の疑念は膨らんでいた。公衆衛生の立場から行動自粛の先頭に立つ尾身のＪＣＨＯに対する指摘に共鳴する声が膨らんだのは、当然の流れではあった。ただ、厚労省にとってグリップが利きやすいＪＣＨＯだけに矛先を向けても、本丸を外すことになる。

二〇二二年十二月に再び改正された感染症法で、政府は公立・公的病院に病床確保などを義務付けた。しかし、喉元過ぎれば熱さを忘れてしまうのか、本来最大の資源である民間の開業医のプロフェッショナル・フリーダムに切り込む改革にはまったく手がつけられなかった。

不届きな算定

次に、ＪＣＨＯに対する「ぼったくり」の指摘である。

この点は、確かに誇張ではない。ＪＣＨＯの経常収益のうち、補助金等収益が、二〇一八年度は十一億円、一九年度は十二億円だったものが、コロナ対応が生じた二〇年度は三百二十二億円にまで膨れ上がっている。

これは病床確保料という交付金を受け取ったことが増収要因になっている。病院が、一般診療より人手がかかるコロナ患者の入院を受け入れやすいよう、病院にベッドを空けてもらう代わりに国が一定の助成をするものだ。

当初は一床あたり一日最大九万七千円だったが、コロナ診療を拒否する病院を補助金だけで動かそうとするために二度も引き上げることになり、四十三万六千円にまで拡充された（二三年五月から半額の二十一万八千円に改定）。その結果、病床を確保しても患者を受け入れないほうが儲かるというとんでもない設計の制度となり、補助金をもらいながら入院を断る「幽霊病床」が続出した。

受け入れられない状態の空床に過大な補助金が出るのは、納税者として納得しがたい。会計検査院が国立病院や公的病院など二百六十九施設の収支を調べたところ、コロナ禍前の一九年度は平均して三・八億円の赤字だったのに、二一年度は七億円の黒字に転換していた（二三年一月公表）。尾身はこう弁じた。

「看護師さんを確保するのに難しいという理由があったにせよ、計画した病床よりも入院患者が少なかった事実はある。補助金の扱いかたについては国や自治体が方針を示すと思いますから、その方針にしたがって適切な行動を取りたい」

クラスターや看護師不足など、やむを得ず受け入れができなかった場合もあるが、受け入れていないのに交付金を受け取るのはやはりおかしい。会計検査院の指摘を受けた厚労省は二三年九月、二〇年度と二一年度を通じ、全国四十五都道府県で計五百四億円の過大交付があったとして、医療機関からの返還を求めることを明らかにしている。

繰り返しになるが、厚労省に制度設計のミスが生じたのは、医師・病院が自己を利得するような不正をするはずがないという性善説に立っていたからだ。厚労省が医療界と健全な緊張関係を構築できなければ、次のパンデミックでも同じことが起きる危険がある。

バッターボックスに立つ人

近い、と見られてきた厚労省のなかでさえ複雑で、尾身の存在に不快感を抱く者もいた。確かに、医系技官にとって尾身はＷＨＯに出してきた身内ではあった。ところが、Ｇｏ Ｔｏ停止や五輪無観客の提案など強い発信を繰り返し、官邸との間で緊迫した雰囲気を漂わせる場面が多かった。厚労省が、これらの政策を主体的にどう捉えていたのかははっきりせず、むしろ、官邸をイラつかせてばかりの尾身を持て余していた節すらある。

朝日新聞とアエラドットの記事は、ＪＣＨＯや国立病院機構の病床の稼働状況を示す、当事者か当事者が書類を提出した官庁しか知り得ない情報を元に報じられていた。取材の努力とはいえ、「なぜここだけが提供されたのか」という印象を感じなくもなかった。実際、医療崩壊を前にして「やらない病院は全くやらない」がなぜ許されるのか、国民の間に国の対応を求める声が高まる中、批判はＪＣＨＯに集中した。

二〇二一年九月十八日、尾身は専門家有志のサポートの下、ＳＮＳのインスタライブを行った。感染対策に関するメッセージとともに、ＪＣＨＯへの批判に対してもあらためて説明を行った。四万三千人もの人がライブ視聴する注目度の高さが際立った。

このパンデミックを通じて、人々の不安や不満も刻々と変化した。それに応じて答えるべき人が答える必要があった。最も先鋭的な場は、緊急事態宣言の発出、延長、解除の首相の記者会見であろうが、尾身はその場に毎回同席した。

それだけではない。当初から、日本は感染拡大のスピードを抑制するために強制的な法的手段をほとんど伴わずに対応をつづけた。中国のゼロコロナのように一定のルールで一貫して縛るのと違って、感染の波や季節によって対応策を微修正し、感染拡大期とピーク後と、ちょこちょこと運用を変えていくスタイルだ。

宣言の影響が強過ぎればまん防を作ったり、夜間滞留人口で人流を測って対応を促したり……一律ではないから、その修正ごとに説明が必要になり、説明者の立場として、尾身が記者会見を行った。国会に呼ばれて答弁を求められた。その場数は、首相の菅や大臣の西村に比べても圧倒的に多かったし、首相、知事、厚労省といった本来の立場の者が主体的にやるべき対策を言わなければ、尾身がテレビに出て批判を受け、答えることもあった。そうした作業を繰り返した結果、「この危機でバッターボックスに立っているのはこの人」という既視感が、生まれていた。これがリスクコミュニケーターであった。

これは本当は国のトップリーダーが引き受けるべき修羅場だったのではないか。

自分が政治家なら

二〇二一年九月三日、菅内閣は退陣を表明した。

「言葉に責任を持つ」という意味では、「七月末までに高齢者接種を終える」「一日百万回」という、掲げた通りをやりとげた。

東京五輪パラリンピック大会は無事に終らせることもできたが、その開催期間中に感染が急増したことで支持率が急落して与党内の支持も失い、自民党総裁選にいたる前に退陣に追い込まれた。

ワクチンの効果が国民に実感されはじめたのは、皮肉にも、菅が任期を終えた十月に入ってからのことである。

一年後にインタビューしたとき、尾身は、「菅総理は意思がはっきりしたリーダーだった」と振り返った。官房長官時代から、コロナ感染のこともさることながら、経済を重んじること、また官僚機構を引っ張ることについても強い意思を持っていることが伝わってきたし、それこそが、ワクチン接種が世界最速のスピードで進捗した要因であったと評価した。

「進捗状況のフォローアップもしっかりされていた。総理が本気であることが現場に伝わり、政策の実現に推進力が加わりました。だからこそ、ワクチン接種一日百万回のプロジェクトを実現できたのだと思います」

ワクチンの効能が発揮されるのがあと二、三週間早ければ、という声もあがったが、菅自身がこだわってきた通り、政治は結果である。

「総理は最終責任者です。国民に選ばれたわけですから決断する権利もあれば義務もある。しかし結果には責任も伴う。専門家の意見に耳を傾けた上で最終的に判断し、根拠を国民にしっかり説明していただいていたら、その後の展開も変わっていたのではないかと思います」

菅は獅子身中の虫である尾身を遠ざけていたとばかり思っていただけに、尾身の口から「とても気を使ってくれていた」という言葉が語られたのは意外であった。

「官邸のホールでの対策本部会議が終わると毎回、いちばん遠い、反対側の私のところまでわざわざ足を運び、その都度ねぎらいの言葉をかけてくれました。閣僚や官僚群の前を素通りして来るので、田村憲久厚労大臣やコロナ対策担当の西村康稔大臣は、その言葉に耳をそばだてていたと思います。私が国会で五輪開催について耳の痛い話をつづけていた時も変わりませんでしたし、退任が報じられた後の最後の会議の時も、『辞めることになりました』と挨拶をいただき、恐縮しました」

尾身はその菅の態度に、「難しい政治の世界を生き抜いてきた人だからこそだと敬意を抱いています」と話した。

「自分が専門家の立場なら煙たいことを言うかもしれない、と想像できる度量の広さがあるのかもしれません。快くはないが、敵対関係で言っているのではない、と。私も、自分が政治家ならば専門家にいちいち相談しないかもしれない、と考えることはありましたから」

自分も政治家なら——という仮定で話したが、尾身に接した官僚や専門家の口の端に、「尾身さんは政治家だ」という評がのぼった。尾身も、議員ではないが、〝選ばれる者〟の重みをその身に刻むキャリアを歩んできた。

WHO西太平洋地域事務局長時代の
尾身茂（2003年）

第九章 公衆衛生家の「青春の蹉跌」

尾身はさまざまな方面から批判され、それでもコミュニケーションの交差点に立ち続け、立ち続ける人がいることによって感染症対応の態勢は空中分解することも避けられた。その要となった尾身の個性はWHOでの経験で培われた。

首相にもずけずけ発言

「緊急事態宣言の下でオリンピックをやるのは、普通はない」と述べた新型コロナウイルス感染症対策分科会長の尾身茂は、日本の首相に五輪大会開催の意義を語ることを求めた。「普通」という言葉で照らし合わせたのは、WHOの現場で十年、さらに西太平洋地域事務局長として十年という感染症の危機管理にあたってきた経験であった。

尾身がいたから犠牲の程度を抑えられたという意見もあるだろうし、尾身が日本の対処を誤った（もっと犠牲を減らすことはできた）と見る者もいる。ただ、二〇二一年四月から七月にかけて尾身が国会で発した一連の発言によって、当初は「自主的な研究の成果の発表」（田村憲久厚生労働大臣）と突き放していた政府は、しだいに専門家有志の提言を正式に受け取らざるをえなくなった。

有観客にこだわってきた菅にとっては歓迎せざる状況だが、皮肉なことに、それだけの緊張関係があったからこそ、感染急増の局面が各種シミュレーションではっきりした七月上旬、無観客開催の判断を下すことができ、「一定のリスク管理をした上での大会運営」というかたちを即座に整えることができた。菅のこだわりにのみ従っていれば、選択肢はより狭まり、あるいは五輪開催の態勢シフトにも時間を要したにちがいない。

もちろん、その尾身にも判断の誤りは時々にあり、揚げ足を取られメディアから、あるいは政権側から、批判を浴びた。専門家の若手から政権に配慮をし過ぎと突き上げられたり、経済の専門家から感染症ムラ寄りに過ぎると批判されたり、厚労省側から「いいところだけをかっさらっていく」というやっかみまじりの声もあった。

だが、そんな言葉を四方から浴びせられる交差点の真ん中で、尾身は引っ込むこともなく、「そういう批判もあるでしょう」「鋭い指摘です」と言いながらそこに立ちつづけた。「尾身先生がコミュニケーターとしてあそこに立っていてくれることが大事なんです」と健康危機管理が専門の〝アイスホッケーマン〟齋藤智也はしばしば言った。

そのコミュニケーターとしての尾身に最大の岐路が近づいていた。

刻々と変化したコロナ禍の環境だが、大きくいえば三つの時期に分けられる。未知のウイルスとの遭遇と試行錯誤を重ねた第一期、医療逼迫が繰り返された第二期を経て、とうとう社会・経済を動かすステージに向けて踏み出す第三期を迎えようとしていた。

社会経済と感染対策の両立において、最もむずかしいバランスを問われ、〝速足の男〟東北大学大学院教授の押谷仁や〝八割おじさん〟と呼ばれた京都大学大学院教授の西浦博といった感染症の専門家グループに対して、感染対策の弊害を指摘し、社会と経済を早期に動かすことを主張する大阪大学大学院教授、大竹文雄らのグループが発言力を強め、激しい論争も行われるようになる。政府内で尾身更迭(こうてつ)も囁(ささや)かれ始める。

そこに進む前に、尾身がなぜ立ちつづけられるのか。その過去に立ち入っておきたい。

コンプレックス

尾身は二度の「回り道」を強いられている。

そういう回り道の人生にこそ、私はひかれた。ヒントをもたらしたのは、小林秀雄だ。

私は本書を執筆するまでに、じつに十回を超える尾身のインタビューの機会を得た。私が尾身にインタビューの依頼をするのは、だいたい流行の波がピークを過ぎたころ。月刊誌に出すレポートや手記にすることを前提にすることが多く、それぞれの時期のコロナ対策の総括のような位置付けにもなった。

その最初の取材場所となった部屋に小林秀雄の肖像画があった。「まいったな。もっと淡々とやるつもりだったんだけれど」と苦笑しながら「小林さんが――」と言いかけ、そこから目を閉じて言葉をさぐる瞬間があった。尾身の思考のなかの大きな交差点に、小林秀雄が坐っていた。おかげで私は少し、尾身を身近に感じることができた。

尾身は、東京・東中野に生まれ育った。

父親は中卒で働き始めたブルーカラー、スラリとした長身の色男だったが、強靱な体とはいいがたい。これに対して母は、肝の坐った力づよい女性の印象を周囲に残している。小学教員になる志を持っていたものの家庭環境からかなわず、その教育熱と愛情を二男一女に、とりわけ末っ子である茂には、おしげもなく注いだ。

のちに朝日新聞アメリカ社代表取締役をつとめることになる兄、一郎の後を追って、尾身は東京教育大学附属駒場（教駒・現在の筑駒）中学を受験するも失敗した。高校から教駒に入った。親友の元三井物産の藤井純はいう。

「高校のころ僕の受けた印象は、お兄さんへのコンプレックスですね。お兄さんは何をやってもできる人だったから。お母さんは同窓会の事務の役を買って出るほど教駒を気に入っていた。本人は『もともと来たかった』といっていたけど、母や兄の影響はあって、だから再挑戦して高校から入ってきたんです。お兄さんと同じ剣道部に入ったし、お兄さんがやった生徒会で会長も務めた」

成績優秀とはいかなかった。同じく親友の藤森研（元朝日新聞記者）は、「今は医師だが、当時は私といっしょで理科系の科目とくに物理がチンプンカンプンだった」と笑う。「二人でいっしょに理科に強い級友を廊下に引っ張っていって、『今どういうことを先生が言っていたのか、全部言え！』なんて言ってね」

前のめりはこのころから。のちに旧労働省に入る大石明は、運動会での尾身の姿を語った。

「八百メートル走に出るんですが、最初から全力で走っちゃうんです。前半はよくても案の定、途中でがたっと減速してゴール地点では最下位になった」

高校三年の夏、やはり兄の背中を追って交換留学の資格をかちとって一年間、アメリカに暮らした。これが人生を決めるヒントになる。自著『ＷＨＯをゆく』によれば、ニューヨーク州のポツダムという町で、ドイツ系アメリカ人の大学教授の家に一年間寄宿した。「一九六〇年代半ばといえば、古き良きアメリカの最後の時期。まだ一ドル三百六十円の時代で、彼我の国力の差は歴然としていた。大きな庭の芝生、各家に二台の自家用車といった、それまで映画でかいま見るだけだったアメリカでの毎日は鮮烈だった」

天然色だった、と尾身は書いた。だが、帰る先の日本は灰色だった。

青春の彷徨

世界中を動いて回る外交官になりたい、という夢を抱いて——一年間の米国留学から帰ってきた高校三年次は東大を目指したが、不運にも安田講堂事件の年と重なり、受験機会を逸した。授業料が比較的安かった慶應義塾大学で「外交官志望だから」と法学部法律学科を選んだ。

ところが外交官は「敵である権力側」とみなす雰囲気が当時の学生たちの間にあり、目指す職は就いてはいけない仕事かと悩み始めた。小林秀雄の『無私の精神』を手にしたのはそんな二年生のころのことである。

「ゲバ棒を持ってデモに参加するという気分にもなれず、さりとて〈ノンポリ〉に徹して勉学に打ち込むこともできず、徐々に大学に通う回数が減り、通学途中、渋谷で下車して、ある書店に入り浸り、哲学、宗教、人生論などの本を漁る日々が多くなっていった」（『ＷＨＯをゆく』）

そんな中、手にした内村鑑三の息子、祐之（ゆうし）の自伝『わが歩みし精神医学の道』というもう一冊の本との出会いが転機になった。権力側でも暴力革命側でもない、第三の道——それが、医師だった。

いてもたってもいられず両親にも前もって相談することなく退学届を出した。医学部受験に向けて勉強を始めた。その半年後、たまたま新聞の一面に、自治医科大学が翌春に入学する第一期生を募集するとの記事を目にする。地域医療をかかげているところに、象牙の塔とは違う新鮮さがあり、僻地（へきち）医療に九年間携わる義務年限を果たせば授業料が無料になるという魅力もかさなっていた。

夕立の夜

伊豆七島と東京を行ったり来たりの九年間の僻地医療の義務年限も終わりに差しかかるころ、尾身はふたたび壁に突き当たっていた。苦難の時だった、と話すのは、学生時代に結婚した五歳下の妻、実智子だ。

「夫はいろいろ悩み始めたようでした。いずれ救急救命の道に進みたいけれど、本当に自分に向いているのか、と。なにしろ手術をしていても長時間やると息が上がっちゃう。ほかの先生は終わると何ごともなくさっさと帰れるのに、自分だけ疲労感がすごいんだって。小さいころから心臓がどきどきしてしまうことが多くて、『それは精神の弱さで克服しなければいけない』と思い込んできた人だから、簡単には片付けられなかった」

たまたま循環器の医師と会ったところで、実智子に肘でつつかれて尾身が相談すると、体をさわり「君は心臓に負担がかかりやすいストレートバックの体形だね」といわれた。やはり向いてないのだと考え始めた。そんなころに「一時帰国したんだ」と電話をかけてきたのは高校時代の留学同期、ユニセフ（国連児童基金）で働いていた浦元義照だった。

　電車の音がかまびすしい渋谷の居酒屋で会うと、尾身に劣らず声の大きい浦元が、「救急で救うのは一人とか二人だろ。でも予防接種は、何百万人もの命を救うんだ」と熱弁した。

　派遣されたスーダンで飢餓とたたかう村々を訪ねていた浦元の当時の仕事は、ワクチン接種のプロジェクト。遊牧民の拠点を訪ねるため、砂漠をラクダにまたがって旅したこともある、などという浦元の話がまぶしかったにちがいない。浦元が「お前は外交官志望だろ、ＷＨＯに行ったらどうだ」と口をすべらした瞬間、尾身の中で何かが弾けた。豆鉄砲を食らったような顔つきで夫が戻ってきたその晩のことを、実智子は鮮明に記憶している。

「ずっとしまいこんでいた〝外に出たい〟という気持ちに火がついた感じでした。都内で彼を車に乗せて宇都宮の家に帰るんですが、その間中、『お前、ＷＨＯのこと、知っていたのか』『そんな仕事があったか』と堰（せき）を切ったようでした」

　後部座席の二人の子供たちは黙っていた。くしくも夕立にみまわれ、高速道路は渋滞で遅々として進まず、三時間も、ずっとそんな調子でしゃべりつづけた。

　ＷＨＯに向けた発射台となる旧・厚生省に入るために学位が要る。公衆衛生学とねらいを定め、母校の研究室の門を叩いた。となるとそこは学部生時代、「あそこは二十四時間電灯をつけて研究している〝クレイジー村〟だぜ」と、妻への笑い話にしていた部屋だった。Ｂ型肝炎の研究で学位を取ろうと慣れない試験管を振った。

「よっぽど辛かったみたい」と実智子は笑う。修了して引き上げる時、机にはペンで「ＷＨ

だという。

O」と強い筆圧で書いてあったのを実智子は見つけ、夫のWHO行きへの執念を感じ取ったの

ポリオ根絶というミッション

法学部から医学部へ、救急医からWHOへ――二度の回り道をして尾身は元の外交官の夢に近づいた。一度目の転機のころ手にした小林秀雄の『無私の精神』には、こう記されている。

〈有能な實行家は、いつも自己主張より物の動きの方を尊重しているものだ。現実の新しい動きが看破されれば、直ちに古い解釈や知識を捨てる用意のある人だ。物の動きに順じて自己を日に新たにするとは一種の無私である〉

ものごとを実行するには、自己主張よりも、「社会の現実や物の動き」を観察して、その動きに応じて「私」を捨てる覚悟がなければいけない。そんな小林の文章に、尾身は「自分を突き放す厳しさ、覚悟が必要だと言われたように感じる一方で、どこかで心が解放された」と書いている(月刊「文藝春秋」二〇二三年五月号)。

小林の言葉は、尾身の青春という「遭難船」を導くコンパスであったと同時に、ある国や地域の舵取り――ようするに〝実行〟を問われる公衆衛生の仕事を導くコンパスにもなっていたように私には思えた。社会の現実や物の動きを尊重しなければ一歩も先に進められない仕事だ

ったからである。

厚生省からマニラのＷＨＯ西太平洋地域事務局に派遣されたのが一九九〇年、四十歳の時だ。最初の仕事は小児麻痺をおこす伝統的感染症ポリオの根絶のミッション。医療というよりマネジメントであり、金策に奔走する営業マンである。

尾身は、水を得た魚のように励んだ。

すぐに実智子を説得して妻子をマニラに呼び寄せると、ワクチン接種の体制を整えてもらえるよう西太平洋の国々に出張していき、一度いくと二、三週間は戻らない。こうして一年の半分は家を実智子任せにした。当時で三十億円というワクチンの準備費用を用立てにＯＤＡ（政府開発援助）の当局である日本の外務省に赴いたかと思えば、人口規模の大きい国に本気になってもらおうと中国の保健省にと足を運んだ。

あっちへ、こっちへと汗をかいているうち、それぞれの担当者と突っ込んだやりとりができるようになり、一人っ子政策が建前の中国で、二人目以降にも接種してもらう体制づくりのために保健大臣から各省の保健担当者に号令をかけてもらえるところまでこぎつけた。

一九九三年から九六年にかけて約一億人の子供達にワクチン接種を実施することで、西太平洋地域でのポリオは二〇〇〇年、根絶にいたる。そばで見ていた実智子は、「いちばん輝いていました」という。実績への信頼が積み上がっていったからこそ、次のＳＡＲＳで組織的運営につながったというのである。

父としての涙

一九九八年春、翌年に予定されていた次期西太平洋地域事務局長の選挙に出ると尾身が決心して間もなく、当時、マニラのインターナショナルスクールに通っていた長女、友梨子はイギリスの全寮制の学校に入ることを決めた。父、茂四十九歳。娘、友梨子十六歳。

選挙の対抗馬は二期務めた現職の韓相泰(ハンサンテ)。つまり尾身は上司と戦うことになる。

友梨子はこの地になじんでいたが、親しいクラスメートには韓国人もいる。もし、父が負ければ日本へと帰国を余儀なくされるし、逆に自分の父親が勝てば友人のほうが韓国に帰国してしまうかも知れない。いずれにしてもつらい別れになる。選挙を通じて、感情的な地域対立に巻き込まれる前に、と自ら進路を決めたという。

かつて小学三年でマニラにやってきた時、引っ越し準備の往復のために、マニラに子供を置いていっときの別れとなった時、友梨子は父に「一人はみんなのために、みんなは一人のためにだよね、パピ」と言い、不意をつかれた父は泣いた。つよい絆を感じ合う父と娘だった。

出馬へと尾身を押し出したのは、日本政府である。

人選の責任者は、厚生大臣の小泉純一郎だ。小泉はその三年後、首相に就任する。郵政民営化をやり遂げた後の小泉内閣で竹中平蔵総務大臣の下、総務副大臣に就いたのが菅だった。この時から省内に強い影響力を持つようになる。

同じく小泉内閣で環境大臣に就任したのが小池百合子。「クールビズ」などカタカナ語を打ち出すのはこの頃からだが、ワンフレーズの破壊力は「自民党をぶっ壊す」で世論をかっさらった小泉から学んだのではなかろうか。

菅と小池という二人の政治家が、さらに二十年近く後の新型コロナウイルス感染症の対策で衝突したところに、私は小泉と尾身を含めた「天体の配列」のようなものを感じた。

当時は、国連事務局次長の明石康の退任を受け、国際機関でのプレゼンスをふたたび高めるべく日本人を送り出すキャンペーンに力を入れ始めた時期であり、尾身はそのパイロットケースにあたっていた。

選挙を一ヵ月後に控えた八月、都内のホテルで行われた激励会には、首相に就任してわずか数日の小渕恵三もかけつけ、内閣交代で一週間前に前職の大臣となった小泉も、最後の一人の参列者との握手が終わるまで帰らなかった。九月の選挙は、一票差で勝った。十八億人という人口規模を擁する地域を管轄するトップに尾身は立った。

中国への渡航延期勧告

一九九九年から二期十年、西太平洋地域事務局長の職務は、各国から集められた職員からなる組織をまとめて動かすこと、同時に、資金を拠出する各国・地域への説明責任を果たすことが求められた。後者については毎年九月に一回、マニラやほかの地域で開く地域委員会で、集結する加盟国の代表者からの質疑の矢面に立った。

「公衆衛生の専門家であると同時に、選挙で選ばれているから、質問の答えはこう、その理由はこうと根拠を述べるのは当然の仕事でした。四十九歳から五十九歳まで十年もやりつづけたことで、問われると自分の考えを述べること、感情は別にして根拠を述べることが私の身に染み付いたんです。イエスとかノーだけとか、ノーコメントということも私の辞書にはない」

新型コロナをめぐる国会で「普通はない」と発言してニュースになったが、尾身自身はニュースになるという意識もなく、WHOでの二十年間で培った、「聞かれたら答える」という習い性だという。

そして、地域事務局長としてのもっとも大きな仕事は、二〇〇三年にアジアを襲ったSARSへの対応だった。

この年、すなわち二〇〇三年二月からWHOに、中国・広東省にウイルス性肺炎流行の情報は流れていたのに対し、WHO西太平洋地域事務局からの照会に対して江沢民院政下の中国政府は、「沈静化に向かっている」と回答。しかし尾身は、担当官を北京に派遣するも調査の許可が得られず、そうしている間に感染は拡大した。

のちにはっきりするのは、広東省の州都・広州の大病院で、SARSの患者の診療にあたった男性が発端となったこと。この人物は結婚式に参列するために、二月二十一日に香港のホテルに宿泊しており、この人物の部屋があった九階フロアを中心に客に感染が拡がったこと。この人たちが飛行機を通じて、ベトナムのハノイ、シンガポール、台湾、カナダのトロントなど世界各地にウイルスを運ぶことになったこと。もちろん香港では病院での感染や高層アパートでの三百人超に感染が拡がったのをはじめ、市中へ。三月十五日、香港発北京行きの飛行機で乗客・乗員が感染している。ここから本土の流行へとつながっていくことになるのである。

見逃せないのは、その数日後、以前から香港で予定されていた式典を口実に、ＷＨＯの尾身と中国の衛生大臣・張文康とがサシで直接交渉を行ったことだ。

じつは式典はこの張と尾身に香港医科大学の名誉特別会員の称号を授与するというもので、両人の妻も呼ばれていたのだが、尾身の妻、実智子は、当日、仏壇の水を取り替えていたらグラスが割れたのを不吉に思って夫に「やっぱり行きません」といった。第六感は的中した。パーティーで実智子が坐るはずだった尾身の隣にすわった人物が終宴後にＳＡＲＳを発症し、尾身も一週間、自宅療養を余儀なくされた。

サシの交渉で中国の大臣・張は「時間がほしい」と理解を示していたものの、本国は情報公開と調査団の受け入れに動く気配は見えず、ＷＨＯの尾身は「これ以上感染を拡大させるわけにはいかない」と、四月二日、ジュネーブのＷＨＯ本部に相談の上、広東省と香港に対して渡航延期勧告を出した。勧告後しばらくして中国はようやく、情報開示に舵を切った。

この頃から中国は、ＷＨＯを政治の舞台装置として利用する姿勢を鮮明にするようになる。

物の動き

二〇〇六年五月、総会を間近に控えて準備中だったジュネーブのＷＨＯの本部で、事務局長の李鍾郁（イジョンウク）が脳出血で倒れ二日後に死去。ＷＨＯは騒然とした。後任選びで尾身は、周囲に背中を押された。「後数年に迫っていた西太平洋地域事務局長の任期を終えたら、日本に帰るつもりでした。でも、ＳＡＲＳで終息宣言をした者ということで私の名前が知られたこともあって、出てはどうかと背中を押され、これも運命かと思った」と尾身はいう。

十三人が届け出る選挙とはいえ、ＷＨＯの実務に通じた有力候補は三人に絞られた。メキシコの保健大臣だったフリオ・フレンク、香港出身でジュネーブのＷＨＯ事務局長補を務めていた陳馮富珍（マーガレット・チャン）、そして尾身だった。

チャンの出馬の情報が飛び出したのは七月下旬、尾身はその日、フランス・パリにいた。フランス語圏のアフリカ各国に支持を取り付ける作戦会議のために、滞在先のホテルから駐フランス大使館公邸に向かう車中、日本から国際電話で、中国が候補を立てると決めた、という知らせが届いた。「血の気が引いた感覚を忘れませんよ。ああ、これで〝なし〟だなって」

ＳＡＲＳで勧告を決めたのは地域トップの尾身で、情報を隠した中国の評価は地に堕ちた。「尾身潰しだ」と、ささやかれた。

国際的な危機にもかかわらず情報を隠す国家のほうが問題なのに逆恨みされた、との説もあるが、別の見方もある。

国連諸組織の場で中国の政治力が作り出すダイナミズムは他国の代表を脅かすようになっていた。ＷＨＯの会議でも台湾のオブザーバー参加をさせようものなら、中国の代表は怒鳴り散らすようなパフォーマンスを露骨にするようになっていた。

中国の経済力が急伸し、自信を深める一方、日本との関係はすっかり冷え込んでいた。

二〇〇一年に首相に就任した小泉純一郎は同年八月十三日に首相として五年ぶりとなる靖國神社参拝を断行した。その後、公約した八月十五日こそ避けつつも、元旦や秋季例大祭にあわせ、五年連続で靖國神社に参拝。中国を刺激し、国連常任理事国入りにも中国は反対する。この〇六年夏、中国側から「参拝を見合わせれば日本の尾身を推す」という打診があったともいわれる。真相はわからないが、小泉はこの年八月十五日に靖國神社を公約通り参拝した。

十一月の選挙はチャンと尾身の一騎討ちか、という下馬評に反し、三回目の投票で尾身は脱落。チャンがその座を射止めた。億単位の金をばらまいて票をかっさらったともいわれる。中国を向こうに、こちらの日本の外務省が配ったのはデジカメだったではないかと失笑を買った。アフリカ票が奪われたことが敗因ともいわれた。

翌二〇〇七年から十年間にわたってWHO事務局長を務めたマーガレット・チャンは、中国人初の国際機関のトップだった。後任は、コロナ対策をめぐって「中国寄り」の姿勢が際立ったエチオピアのテドロス・アダノムである。

中国は国際機関のトップ候補を積極的に擁立することで国際秩序への影響力を強めるようになり、一時は選挙や互選でトップを選ぶ十五の国連専門機関のうち四つのトップを中国出身者が占めたこともある。

尾身がコロナで浴びせられた各方面からの批判の十字路で立ちつづけられたのは、そうした中国をはじめとした各国の政治権力と接してきた経験があったからだ。感染症対策はどうしても政治権力の動きに接さざるをえない。感染を抑えるためには、強い権力にも言うべきことを言わざるを得ない。二〇二一年の国会で「緊急事態宣言の下でオリンピックをやるのは、普通はない」と国会で言ってのける胆力は、そんな個人的な体験に裏打ちされていた。

第十章 出口はどこだ

――2022年3月

安倍・菅政権の反省に立って成立した岸田文雄政権だったが、ワクチン接種の進展とオミクロン株の特性もあって重症化率の低下が指摘される一方、経済や社会を平時に向けて動かす局面にあって人々の考え方、専門家の考え方がすれ違うようになる。

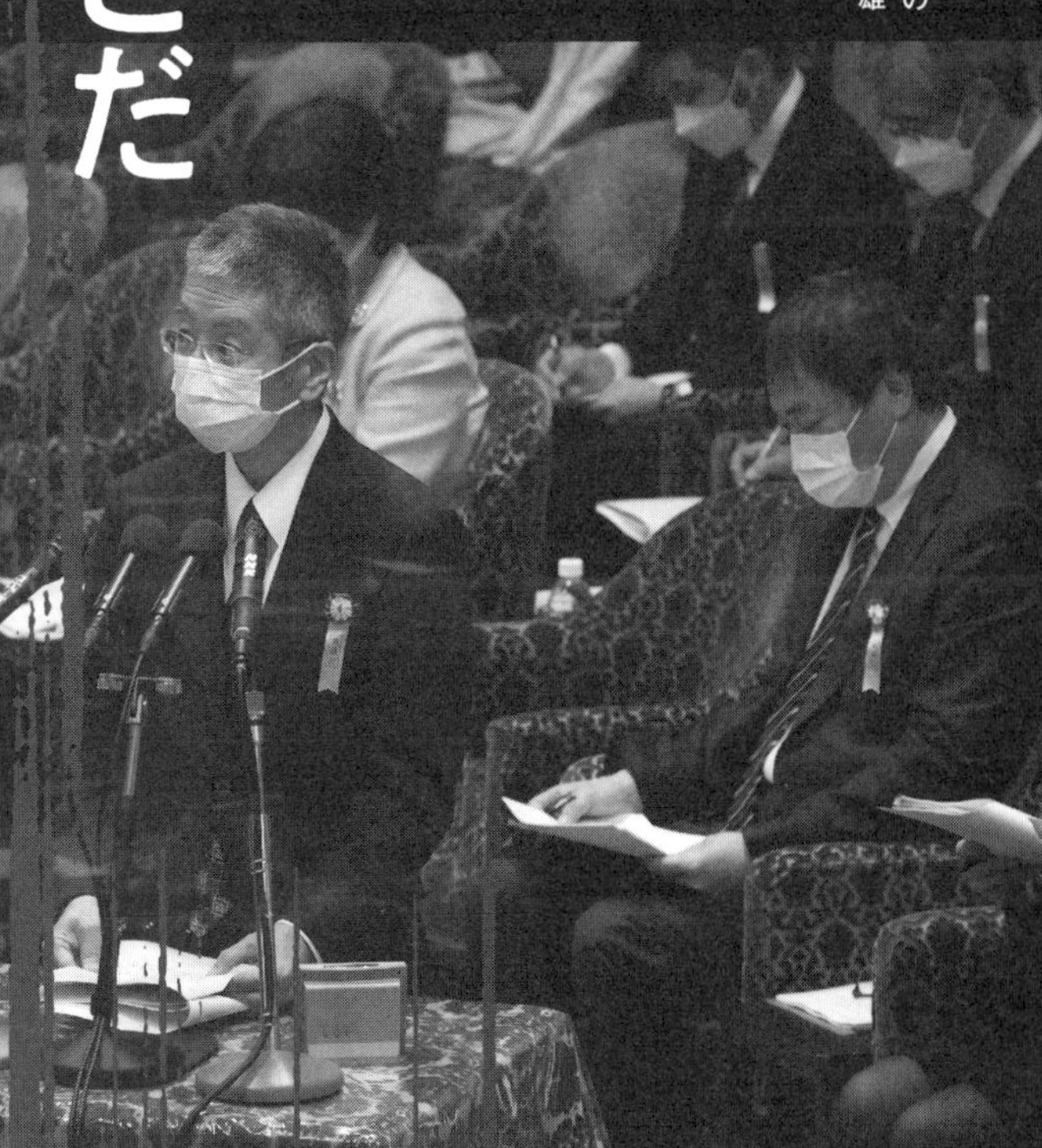

衆院予算委員会の中央公聴会で意見陳述する大竹文雄

大阪の経済学者

過去最大の脅威となったデルタ株が流行した夏が去ると、〝ゲームチェンジ〟が起きた。

菅から岸田へと政権のバトンを継いだ直後の二〇二一年十月、日本全国の新規感染者数は魔法がかかったかのように急落した。繁華街の人出が増えても感染者数は以前のようには増えず、十一月一日には新規感染者が七十七人にまで減った。

ワクチン接種がほとんどの世代で一巡したこの時、コロナによる大量死を回避するという点ではターニングポイントを迎えたかに見えた。

とうとう「コロナ禍が終わるのか」という期待感は水面下で高まっていたはずだが、九月二十九日の自民党総裁選、十月三十一日の衆院総選挙と政治日程がつづく中、政治家も官僚も「政権発足まで何も決められない」という空気があった。

感染が落ち着いたこの時こそ、感染抑制と社会経済の再開をどのように両立させていくか、不確実な未来をどう描くか、骨太の議論が求められていた。実際、後述するように、専門家の間では中長期的な見通しをめぐってさまざまな分析が出されていた。

内閣発足から一ヵ月後の十一月十二日、岸田文雄政権はコロナ対策の「全体像」を決定した。夏の第五波のピーク時と比べて「感染力が二倍になる事態を想定」して病床を確保する、としたまではよかったが、こうした目標を厚生労働省を外して決定することに主眼が置かれ、専門家の議論をふまえ、次のステップに向けた社会像を示すものではなかった。

そうこうしているうちに南アフリカで確認された新型コロナウイルスの新たな変異株（オミクロン株）が各国で猛烈な勢いで流行し始めた。十一月二十六日、ＷＨＯはデルタ株と並んで最も警戒度が高い「懸念される変異株」に指定した。

新幹線と在来線、阪急宝塚本線を乗り継ぎ、東京から四時間――。

豊中市の丘の上に広がる大阪大学のキャンパスに行動経済学者の大竹文雄を訪ねたのは、二〇二一年十二月上旬のことだ。黄色い落ち葉を踏みしめながらカーブした坂道を上がっていくと、大竹の研究室が入る建物があった。

大竹は当時、日本経済学会の会長も務める日本を代表する経済学者で、二〇二〇年三月から政府の新型コロナウイルス感染症対策専門家会議の一員としてコロナと向き合ってきた。日本のコロナ対策に助言する経済学者の側の「顔」となる人物だ。

新型コロナウイルス感染症対策分科会や基本的対処方針分科会の構成員である大竹も、これまで感染拡大の局面では、強調するポイントへの意見や疑問点などを述べつつも最終的には緊急事態宣言などの大方針には概ね歩調を合わせてきた。そのせいか、経済学者としての視点の取り上げられ方は限定的で、感染症の専門家との間の考え方の違いがメディアに取り上げられることは、この頃まではほとんどなかった。

だが、十一月八日の分科会では、「感染が落ち着いているうちに、今後の感染拡大時にコロナ診療をどこまで優先できるのかという議論をすべきだ」という意見が出ていた。肺炎で命を奪われる人の健康を守ることに重きを置くべきか、コロナ対策をつづけることで豊かさを奪われる人の人生を守ることに重きを置くべきか、そのどこに線を引くかという議論である。

私自身も、ここまで感染症の専門家への取材を通じて理解することに偏ってはいなかったか、という反省があった。ウイルス禍だから感染症の専門家を取材の入り口にするのはよいのだが、「感染の拡大を助長するかもしれない」ということを自分への言い訳にして、関西に足を延ばし、視点の異なる意見に深く耳を傾けるのを怠ってきた気もした。

大竹は、経済学の書物が壁一面に並ぶ研究室の柱に貼った一枚を指差して、こう言った。

「ダイヤモンド・プリンセス号が横浜港に到着した二〇二〇年二月頃、私はあのポスターの仕事をしていたんです。依頼主である厚労省の担当者がクルーズ船の担当になって全然連絡が取れなくなってしまって、実に困った」

お腹の赤ちゃんを気にする一人の妊婦が描かれたその印刷物の下部には、厚労省のロゴが入っている。ポスターのタイトルにはこう大書してあった。

〈40～50代男性の皆様へ　あなたがきっかけで、妊婦さんが風しんに感染すると赤ちゃんが障害をもって生まれる可能性があります〉

男性向けに風疹の抗体検査を勧め、未接種の人には予防接種を受けてもらう、というキャンペーンである。ただ、「検査を受けよう」というだけのメッセージでは受診率は高まらない。そこで厚労省が頼りにした相手が大竹だった。大竹が専門とする行動経済学は、こうした人の意思決定のありようを分析する学問だ。ワクチン接種率を高めるために人々の行動にどう働きかけるか、その知恵を求めたのである。

「検査を受けましょう、というだけではだめで、『あなたがきっかけで赤ちゃんが障害を持って生まれる』という損失を警告するメッセージにしたら検査を受ける人が増えたんです。協力してもらう行動がまずは検査という一回の負荷で済む点もポイントでした」

このプロジェクトはコロナ危機より前に始まっていたものだが、エッセンスとなっていた「損失メッセージ」のアプローチは、コロナ対策でもたびたび、用いられた。

例えば、二〇年四月、緊急事態宣言への協力を求める時に西浦博・京都大学大学院教授が説いた「何も対策をしなければ四十二万人が死亡する」というメッセージもその一つ。しかし、興味深いことに大竹は、この試算については冷めた目で見ていた。

「人々の恐怖を煽ることで行動を変えてもらうよう促す手法が効果的なのは事実なのですが、一回限りしか使えないデメリットがあります。よほどの恐怖でなければ慣れていくものだし、忘れたいと思うのが人間です。繰り返し出すには、『感染対策をすれば周囲の人の命を守れます』という利得のメッセージのほうが適している」

風疹の損失メッセージは受け取る側の負担が検査とワクチン接種という一セットだけだったのに対し、コロナの場合、緊急事態宣言が多いところですでに四回も発せられており、こうした損失メッセージの効力が弱まっているというのだ。

これは西浦だけに限った話ではなかった。感染症の専門家と経済の専門家である大竹とでは、それぞれ違う視点からコロナ危機を見ていた。感染を抑える大義があるがゆえに、ややもすると医者が患者を指導する際の権威主義が混じる感染症の専門家と、人々の自発的な意思にどう働きかけるかを考える大竹。

もう一つ例を挙げよう。感染が拡大した二一年夏の第五波で、コロナ分科会は「東京都の人流を今回の宣言が出る前の七月前半の約五割にする」ことを提案していた。八月十八日の厚労省アドバイザリーボード（座長は国立感染症研究所所長・脇田隆字）に提出された資料には、この時点で観察された人流減少が三六％に止まったことについて、専門家の意見集約ペーパー（直近の感染状況等の評価）は「五割減には達しておらず……」と記されていた。

大竹流にいえばこうした記述は〝損失フレーム〟の考え方で、「目標の七割が達成されているので、もう少しがんばりましょう」という〝利得フレーム〟で伝えた方が人々の意欲に働きかけることができる、と主張するのである。

政府提案に五回連続で反対する

強いスポットライトが大竹に注がれたのは、基本的対処方針分科会で政府提案に「反対」を連続五回にわたって表明した時だ。私が大阪に大竹を訪ねた一ヵ月あまり後の二〇二二年一月下旬から反対表明を始め、五回めの頃にはメディアの注目を浴びていた。

この二二年の年明けからオミクロン株の感染者はドンッと増え、第六波が形成された。これまで見たことのない速度で流行が広がり、新規感染者は一月十五日には第五波の一日の過去最多二万五千人を超え、二月五日には十万人を突破することになる。

　これを抑えにかかる政府が一月七日、広島、山口、沖縄の三県へのまん延防止等重点措置を基本的対処方針分科会に諮（はか）ると、出席した大竹は数点の疑問点を述べた。さらに政府が対象エリアを拡大させる方針を諮った同十九日の分科会では、案には同意しつつ「オミクロン株の特性に応じた対策になっているのか疑問を持っている」と否定的な意見を表明した。そして同二十五日の分科会では「政府方針に反対します」とはっきりと述べた。まん防は関東、中部、九州、関西と三十四都道府県にまで拡大・延長されていったが、一月二十五日以降、これらの方針を諮る二月三日、同十日、同十八日、三月四日の政府提案に大竹はことごとく反対した。

　五回目の反対を表明した三月四日の分科会で、大竹はこう述べた。

「（オミクロン株の）致死率が季節性インフルエンザよりも高いとしても、その危険性が相当程度高く、まん延防止等重点措置で私権制限を続けなければならないほどであるか（略）相当程度危険だといえるのかどうかという点では疑問です」

　大竹が着目したのは、私権制限を正当化する理由になってきたコロナの重症化リスクだ。法律上、まん防発出の条件は「肺炎の発生頻度が季節性インフルエンザにかかった場合に比して相当程度高い」となってきたが、二年前のコロナ危機の初期に比べリスクは相当低下している。もはやその条件を満たしていないのではないか、と問うたのである。

　確かに、積み上がり始めたデータからして、オミクロン株は新型コロナの従来株に対する免疫を持つ者でも感染させる強い感染力を有する一方、重症化につながる病原性が低いのではないかという評価が形成されつつあった。

大阪府内の新規感染者を調べたこの時点のデータによれば、感染者に占める重症者の割合は、第五波では一％だったが、第六波では〇・一四％と七分の一程度まで下がっている。しかも重症者の七割が七十歳以上という点に着目すると、「高齢者の病気」という色彩を帯びてきていた。若くて元気な人が次々と亡くなるような状況ではなくなったのだ。

ただ判断が難しいのは、罹って亡くなる死亡者の数は少なくない。いや、むしろどんどん感染者が増えていくのに従って、一日あたりの死亡者数（全国）も増えて二百人台後半と過去最大を数えるようになった。ワクチン接種で獲得した免疫が多くの高齢者に残っていた二一年夏の第五波と比べれば四倍以上である。

とはいえ、感染者数がこれまでとは比較にならないほど多いため、この感染者数を分母に致死率を計算すると〇・一八％という低い水準に止まった（二月二十六日時点・大阪府）。これは第五波での致死率〇・四％の半分以下だ。死者は多いが重症化して死に至る確率は低い。ワクチンを接種していない子供、妊婦、基礎疾患のある人、そして高齢者——こうした人を除けば、「ふつうの風邪」程度のリスクに下がりつつあるという意見が、医療関係者の間からも語られ始めた。

オミクロン株のリスクが、感染症法上、もはや私権制限をともなう措置が許容される「二類相当」ではなくなっているのではないか、という大竹の主張に対し、国際的なウイルス学者の河岡義裕（東京大学医科学研究所教授）のほか、押谷仁や西浦博ら感染症の専門家有志十四人が見解文書を提出していた（三月二日、厚労省アドバイザリーボード提出資料）。感染症法上五類に分類されている季節性インフルエンザの致死率（推計値）は〇・〇九％なのに対し、オミクロン株は約〇・一三％とやや高い。この数値について専門家らは「インフルエンザを上回っており、さらに上昇傾向にある」とその危険性を強調していた。また彼らは、リスクは致死率だけで測れるものでなく、医療逼迫の危険は依然高いと主張した。

専門家が指摘するウイルスそのもののリスクは高いとしても、人の努力でリスクを引き下げられる要素もあった。三回めの接種が進められていたワクチンは、すでに高齢者で六割程度まで行き渡っていた。この三月二日のアドバイザリーボード終了後の会見で座長の脇田隆字も、接種が進めばリスクは縮小して季節性インフルエンザとの差が徐々に小さくなる可能性がある、と述べている。

大竹は、対策が変異株の特性に合っておらず、効果が弱まっていることも指摘した。まん防を適用し、飲食店の営業時間を短縮している適用地域と、滋賀県や奈良県といった、適用されていない地域の感染者のグラフの動きを比べてみると、ほとんど増減の流れが変わらなくなっていた。この点は感染症の専門家からも賛成の声があがった。

五回目の反対意見となった三月四日の分科会で、大竹はこう問うた。

「致死率や重症化リスクが、ワクチン接種が重症化リスクの高い人に行き渡った三月七日（まん防の期限）以降でも続くという政策判断をされている根拠は何でしょうか。（略）ワクチン接種による重症化リスク低下効果があっても私権制限を続けるのであれば、感染者数が減らない限り私権制限を続けることになります」

ウイルスの変異とワクチンの接種でリスクは下がり、対策の効果も落ちている。もう、私権制限を止める潮時ではないか、というのである。

大竹と尾身

大竹は一月二十五日から三月四日まで五回にわたって反対を表明したと記したが、二月十八日までは、ほとんどメディアでは取り上げられなかった。

背景の一つは、五回のうち当初の三回目までは、反対意見があったことについて分科会会長の尾身茂が会議後のブリーフィングで言及しなかったことがある。四度目にあたる二月十八日の分科会の後の会見では「二人の委員が反対した」と明らかにした。ただ、その日は過去の反対意見を表明した分科会の議事録がようやく公開される日と重なっていた。この日、反対した二人の属性を聞かれた尾身は、「感染症の専門家ではない」と言い、つづく三月四日の会見でも「カテゴリーは医療の専門家ではない」と述べた。

大竹以外の反対者は医療社会学が専門の東京大学医科学研究所の武藤香織だった。

武藤は〝感染症の素人〟を公言していたが、大竹より早い二〇年二月の専門家会議の発足当初から感染症の専門家グループのそばにいた人物だ。自然科学系が多数の助言組織の専門家の中にあって、差別や人権といった角度の違う議論を持ち込むバランス感覚に優れた識者として、ほかの構成員から一目置かれる存在だった。その武藤が、「政府がどのようにリスクが高いと判断したか説明されていない」として反対に回っていた。

黙っていてもいずれ議事録が公開されて反対があったことは明らかになる。だが、取りまとめ役の尾身にとって構成員の間の意見の食い違いをメディアに対立図式で煽り立てられるのは悩ましい面がある。一方、尾身は政府方針を多数で了承した側、いわば〝与党的立場〟だ。この構図の中で「(反対者は)感染症の専門家ではない」という尾身の発言は、「感染症の専門家」と「それ以外の専門家」を色分けし、前者が反対したわけではない、だから「問題はない」と押し通す姿勢のようにも聞こえるものだ。

尾身はのちの私の取材に「そうした意図はまったくなかった」と否定したが、少なくともこの時点ではこうした状況は大竹を刺激した。

大竹は、二月半ばからブログで意見を発信し始め、これがSNSで次々と拡散された。さらに五回目の反対意見を述べた三月四日の分科会では事前にA4判三枚の意見紙を提出した。提出資料に文章として理由を記すことで、自分の発言内容の説明を尾身に委ねない、という意思表示にも見受けられた。

高齢社会ニッポンの若者の未来

もうひとつ、三月四日の分科会で大竹が強調したのは、「若い人たちの人生への影響が大き過ぎる」という点だ。

すでに丸二年の自粛生活で、中高生は学園生活の大半で部活動や行事が制限され、修学旅行が中止されたり短縮されたりした。入学式や卒業式も感染拡大のリスクがあるから中止すべきだという意見はこの時もまだ聞こえていた。

この時点でわかっていただけで、コロナの流行によって例年より増えた自殺者の数（超過自殺者数）は二〇年三月から二一年十二月までに四千九百人に上るという推計も発表されていた（二二年二月八日発表「コロナ禍における子供の超過自殺」）。また、コロナ危機で失われた婚姻の数は十一万件に及ぶという試算も出た（二二年三月一日発表「コロナ禍における婚姻・出生」）。

感染症のリスクが強調されすぎ、経済へのダメージが過少に評価されているという問題意識が大竹にはあった。コロナによる死者の数を減らさなければいけないのは当然だが、その対策によって不遇を強いられる人を減らすことも重要である、という視点だ。

若者なら優れた指導者との出会いを通じて飛躍するチャンスがある。死期を前にしたお年寄りには子や孫との最後の思い出を味わう時間がある。人と人の接触を避けるより、今を重視することで得られる幸せがある。そうした価値を大竹は強調しようとした。

だが、新規感染者数や重症者数といった感染症のリスクは連日新聞やテレビで報じられるのに対し、感染症対策が影響する自殺の増加や婚姻の低下といったリスクは頻繁には報じられない。自殺や貧困の当事者でない人にとって、感染症対策がつづくことのリスクは実感しにくいものだ。

そもそも、コロナ禍が始まった当初は、経済の専門家は感染症の専門家に比べて助言組織の中では少数派だった。ここにいたってこうしたリスクを明らかにするデータに厚みが加わったのは〝援軍〟の存在も見逃せなかった。

経済学者たちからの分析

時計の針を巻き戻し、コロナ危機が始まって間もないころから、政府への助言組織における経済学者らの布陣をおさらいしておきたい。

二〇二〇年二月に立ち上がった新型コロナウイルス感染症対策専門家会議は十二人のメンバーのうち、前述の武藤と弁護士の中山ひとみを除いて十人が感染症の専門家で、一ヵ月後の三月に「座長が出席を求める関係者」の一人として大竹が加わった。

三月下旬、専門家会議とは別に、緊急事態宣言など私権制限を含む政府方針の内容を審議する基本的対処方針等諮問委員会が発足するが、発足当初の二〇年三月段階では経済の専門家はゼロ。「経済の専門家も加わってほしい」という尾身らの要望もあって、五月に大竹のほか、小林慶一郎、竹森俊平、井深陽子（三人とも慶應義塾大学教授）が加わった（二一年からは基本的対処方針分科会に改称）。

第一波が終わった後の二〇年七月、専門家会議が新型コロナウイルス感染症対策分科会に改組されたが、経済学者は大竹、小林の二人に対し、感染症など医療系の専門家は十一人もいた。

会議に出席する二人を援護するかたちで、外から継続的に政策に生きる分析データを提供する能力と意欲を備えた専門家は当初は限られていた。感染症学者の側から、この点の物足りなさを言い募る声が出たこともあった。

援軍は次第に増えた。東京大学教授の渡辺努らのグループは二〇年八月に発表した論文で、行政のアナウンスや報道を通じて人々が危機の認識を改め、自発的に行動を控える「情報効果」が、緊急事態宣言などの直接的な「介入効果」よりも大きいことを示した。

さらに東京大学准教授の仲田泰祐と同じ東大の藤井大輔特任講師の研究チームは二〇年十二月、理論疫学で使われる感染伝播モデルとマクロ経済学の分析モデルを組み合わせたモデル（疫学マクロモデル）をつくり、感染状況だけでなく、経済的な影響がどれだけあるかという長期的見通しをシミュレーションした。

この仲田らのチームが脚光を浴びたのは、二一年一月、二度目の緊急事態宣言について「感染者が何人まで減った時に解除すると経済と感染（死亡者）はどうなるか」という「解除基準」を分析した時だ。モデルが導き出したのは、感染者が充分に減っていない段階での解除はすぐに感染拡大をもたらし、再宣言の可能性を高めること。充分に抑え込んでから解除した方がリバウンドしにくく社会経済的なダメージもかえって小さくて済む、という議論は分科会でも交わされていた議論だが、それを「見える化」してみせた。

また、早稲田大学准教授の久保田荘が同じ二一年に発表したモデルは、同じく感染と経済の関係を明らかにするシミュレーションだが、感染リスクが高いと認識した人々が自発的に外出を控える行動様式を取り入れていた。

二〇年当初は、西浦のモデルが強いインパクトを放っていたが、二一年から二二年にかけて、経済学者のシミュレーションが際立った。流れを変えたのは、右の仲田泰祐の登場だった。前掲の自殺や婚姻の分析も仲田を中心にしたグループによるものだ。

もちろん仲田以前も、感染と経済をつなげる分析はあったが、ある一時期の断面のデータをワンショットで取り上げるだけで、刻々と変化する状況に対して現実に即したシミュレーションとは言いがたいものが多かった。

緊急事態宣言を打てば感染者は減り、経済活動にアクセルを踏めば感染者が増える。そのシーソーが繰り返される未来をどう描くか。そのバランスに迫るため、仲田・藤井コンビは、人流と経済活動の関数のような一定しない変数を毎週、過去のデータから地道に推定し直し、仮定を調整し続け、現実に近づける努力を重ねた。

二一年六月に初めてインタビューをした際、仲田は、「最初は感染症の専門家でもないのに何を言っているのだと言われたんです」と分析を始めた当初のことを語った。

「政府や公衆衛生の専門家と意見交換するうちにわかってきたのは、これからどうしようという話し合いをしているのに〝これからの見通し〟を立てる人がないことでした。(政府や専門家にも)いろんな考え方の人がいますよね。そういう時、モデルを使って〈こういう仮定ならこうなる〉という分析を見ながら議論すると、〈じゃあここらへんだろうか〉〈この選択肢はいいね〉といった合意が得られやすくなるんですが、そうしたリソースがなかったんです」

「変異株が入ってきて感染が拡大する」というシミュレーションはあっても、そこに「これから緊急事態宣言が始まる」「ワクチン接種も始まる」という要素も入れ込んだシミュレーションを次々と発表していった。それが注目を集めるようになっていく。

真実の追究ではなく

仲田たちへの取材は、東京大学本郷キャンパスにある経済学研究科棟を訪ねて行った。その際、「あれ」と思ったのは、仲田の研究室も、藤井の研究室も、壁の本棚にほとんど本が並んでいないことだった。「資料はほとんどデータ化しています。本を並べないといけないなんて、自己満足だと思うんです」と藤井は朗らかに笑った。二人に共通していたのは「アメリカ的な実践主義(プラグマティズム)のノリ」だった。

一九八〇年生まれの仲田は都内の名門私立・開成高校を卒業後、そのまま渡米してシカゴ大学へ進学した。二〇〇三年に就職したカンザスシティ連邦準備銀行でアシスタント・エコノミストとして四年間働き、その後、ニューヨーク大学大学院で学問を深めた。連邦準備銀行制度理事会(FRB)という機構内でエコノミストとして八年間勤めた後、二〇年に帰国していた。

授業の準備などが一段落したその年の十二月、研究科棟十一階のラウンジのホワイトボードにモデルのイメージを描きながら雑談的に話した相手が、アメリカ時代の友人である藤井大輔だった。

八四年生まれの藤井もアメリカで学識を磨いた。〇七年にアメリカ創価大学を卒業後、ハーバード大学で統計学修士号を取得した。一四年にシカゴ大学大学院で国際貿易理論を専門に経済学博士号を取った。仲田は学部がシカゴ大学、藤井は大学院がシカゴ大大学院。そんな縁で共通の知人を介して知り合った。先に藤井が帰国し、二〇年に帰国した仲田と再会を喜び合ったのが、コロナの時期と重なった。

「コロナでアメリカとかはすごい研究成果が出ている」

「そうそう、それに比べると日本はまだまだですね」

「経済活動と感染拡大がトレードオフの関係っていうけど、定量的なものがないよね」

そんな会話をした、と藤井は振り返った。

アメリカの中央銀行に勤めた仲田の経験もあって、真実の追究より政策に役立つことに重きを置こうという方向性はすぐに定まった。

仲田によれば、彼が八年勤めたFRBという組織に属するエコノミストの仕事は、研究が半分、残り半分は金融政策決定に役立てる分析だったという。前者の研究の分野ではゼロ金利政策の理論で論文を書き、ジャネット・イエレン（アメリカ財務長官・前FRB議長）やジェローム・パウエル（現FRB議長）が発表する文章に論文を引用されることもあった。

対する後者は真実を探究する仕事ではない。FEDでは、金融政策を作るにあたって「こういう政策を採ればこうなる」というシミュレーションを囲んで議論するカルチャーがあった。仲田はその材料となる分析を提供していた。興味深いことに、そこで重宝されるのは最新の知見ではなくむしろ誰もがその特徴やくせを理解しているような——言ってみれば使い古されたようなモデルによる分析だったという。

日本中のエコノミストが嫉妬するようなキャリアだが、仲田本人は実に淡々と語る。

「最初はそういった分析を毎回やっていくことの価値というのは正直わからなかったんですけど、数年経って、これは本当に素晴らしいなというか、そういうものを見ながら、〈これからどうしようか〉というのを考えていくことは良いことだなと思うようになった」

二人は感染症のモデルの勉強から始めた。経済の分析には公開データに加えて、手に入らないデータは藤井が手作りした。例えば、感染の増減の期間に合わせた地域ごと、月ごとの経済損失を出したいが、地域ごとのGDP（国内総生産）が公開されるのは二年半も後で、目下の分析に間に合わない。そこで藤井はリアルタイムで公開される業種別の活動指数に地域ごとの産業のウェートを掛け合わせたり、のちには消費の値にクレジットカードの購買データも使ったりして現実に近づける工夫を重ねた。

最初に描いたのはシンプルな一枚のグラフだった。累積死亡者数を縦軸、経済損失を横軸にとると、左上から右下に向けて少し交点側に引っ張られたような軌跡の曲線ができた。累積死亡者数が少ないほど、経済損失は大きくなるという関係を定量的に示す第一歩だった。

「これって〝命と経済のトレードオフ〟じゃない？」と心配する仲間もいた。そんなものを発表すれば「怪しからん」と脅迫状を送り付けられるのではないかというのである。仲田自身も「日本で暮らしていたら空気を読んでしまってやらなかったと思います」と言う。だが、東大の学内でのズームセミナーで紹介すると、研究者たちの間で好評だった。

そんな噂を聞きつけた分科会構成員の大竹から仲田に連絡が来たのは二二年一月の上旬だった。政府が二度目の緊急事態宣言に踏み出したばかりのタイミングだったこともあり、大竹から出されたリクエストが、前述の「東京都の緊急事態宣言の解除基準」だった。

「モデルで分析してみると、トレードオフ曲線が二本出てきた。想像していなかったから一瞬、〝間違ったか〟と慌てたんですが、考えてみるとむしろこれでいいんだ、と」

緊急事態宣言をどう解除するか——充分に抑え込んでから解除した方がリバウンドしにくく社会経済的なダメージも返って小さくて済む、という示唆がモデルから得られた瞬間だった。

分科会の有志の専門家が開いたメディア向け勉強会でこれを発表すると、取材依頼の連絡が相次ぐようになり、対応に窮してオンライン説明会を開くようになる。毎週アップデートして発表するようになると、そこには厚労省や内閣官房の官僚や感染症の専門家も参加するようになった。

「こういう分析を待っていた」と言われたり、官房長官の加藤勝信や国立感染症研究所の脇田隆字からも試算のリクエストが届いたりするようになった。首相の菅義偉が二一年五月七日に「一日百万回」というワクチン接種の見通しをぶち上げた翌日、官邸に呼ばれて示した分析は、ワクチン接種が想定通りとそうでない場合で感染状況がどう変わるかというシミュレーションだ。当時の与党関係者は「あれを見て総理の目の色が変わった」と振り返った。

これと前後して、東京五輪大会を開催することによって感染状況がどうなるかもシミュレーションした。十万人の選手や関係者の来日が都内の感染拡大に与える影響は限定的だが、人々が応援に出かけたり経済活動が活発になったりして人流が増えるとより大きな影響があることも示した。これは無観客開催を盛り込んだ尾身ら感染症の専門家の東京五輪の提言の添付資料にも加えられている。

「今」を重んじること

ワクチン接種が猛烈なスピードで進んでいた二一年八月三十一日、仲田・藤井のグループは、これから五年間の感染の動きと経済への影響をシミュレーションした資料を発表した（「ワクチン接種完了後の世界」）。今後の日本社会がどうなるか、どのような未来が望ましいかを考えてもらおうという試みだった。

試算ではワクチン接種率七五％、基本再生産数五というシナリオでは五年間で東京都だけで約九千人の死者が出ると示された。緊急事態宣言が四回発出される想定だが、医療提供体制を拡充するなどして緊急事態宣言の発出回数を減らせる仮定を置いても、いずれのケースでも約九千人から一万人の死亡者が出る結果となった。

もう一つ注目すべきは、経済への影響の試算だった。

基本シナリオである医療提供体制が現状のままである場合、医療逼迫によって緊急事態宣言が四度にわたって発出され、その経済損失は十兆円に上る——と出た。これに対して医療提供体制が二倍に増強されれば緊急事態宣言は二回に減ってその損失は七兆円に減じる。三倍に増強されれば宣言は一回で済み、損失は五兆円にまで減るという結果となっていた。

長期シミュレーションは感染症の専門家も出していた。

東北大学助教の古瀬祐気が九月三日のコロナ分科会に提出したシミュレーションはそのタイトル「ワクチン接種後の社会における感染拡大」が示す通り、今後のコロナ感染の拡大について着目した試算だった。

全世代平均のワクチン接種率七五％、基本再生産数五という基本シナリオには、今後二〇一九年以前と同じ生活様式に戻ると全国で十万人以上の死亡者が発生する恐れが大きい、と記された（ちなみに季節性インフルエンザの年間の死亡者が約一万人）。飲食店の時短営業など二一年一月の緊急事態宣言レベルの対策を行い、人と人の接触を五〇〜六〇％減らせば年間の死亡者は一万人程度にまで減らせるとも書き添えてある。

ただ、感染対策といってもこうした行動制限はあくまで感染の先送りに過ぎず、長期で見ればワクチン接種をしていない人はどこかで感染し、その人たちから一定の割合で死亡者が出る。この見通しは、経済学者のシミュレーションでも変わりがない。

「十万人が死亡する」は「何も対策をしなければ四十二万人が死亡する」の西浦の試算から、死亡者の数が七五％減少したと見ることもできた。「四十二万人」はワクチンがない時期の試算だったが、二一年になって登場したワクチンを接種したことで四分の三の人が死を免れ、残り四分の一に相当する十万人はやはりいずれ死亡する、と捉えることもできそうだった。

分析が出揃うことで、両方の試算に共通していえることも見えてきた。緊急事態宣言によって感染拡大のスピードを遅らせることはできても、最終的には免疫を持っていないワクチン非接種者を中心に感染がつづき、それに対応した規模の死亡者は出そうだという現実だった。これらの試算をにらみながら、国民と国民の付託を受けた政府がどのような選択をするか。政治判断のお膳立ては整いつつあった。

こうして迎えた二二年一月二十五日の分科会から、大竹は五回連続で反対を表明した。

感染のリスクを重く見る専門家と、感染対策をつづけることによるリスクを重く見る専門家——両者の共通項を見出せないかと苦慮していた分科会長の尾身は三月四日の分科会の最後、この時も政府方針を了承する方向で取りまとめた。ただその際、「我々はどこに軸足をおいていくのか、中長期的な考えの議論を分科会で始めたい」と付け加えた。

「政治の半歩先を示す」と言いつづけてきた尾身だが、助言組織をどう動かすか、難しい局面に差し掛かった。そして、こうして明らかになってきた専門家の間での議論の拮抗は、世論にも微妙な影響を与え始める。

第十二章 決断せず

―2022年8月

感染症の専門家と経済の専門家の間で溝が深まったが、単純な二項対立ではなく、医療者の間でも有力な考え方がぶつかって交わらない。ことは価値観の違いにあると見て取った尾身は「選択肢」を示すが、決める立場にある政治家は何をしたか。

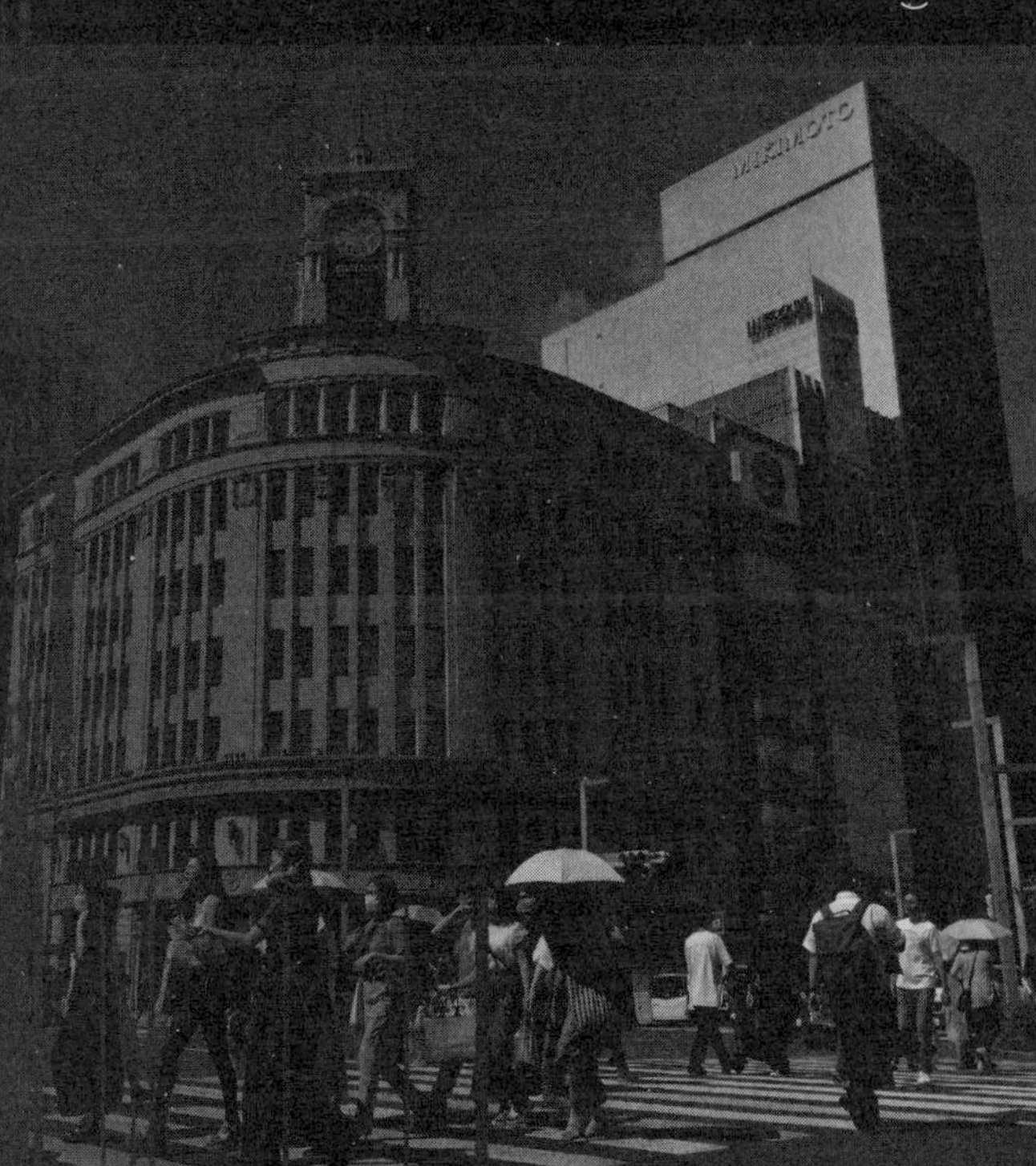

銀座四丁目の交差点（2022年8月）

新たなる溝

尾身の時間軸で、二〇二一年の年末にまで時計の針を巻き戻したい。一年で三度の緊急事態宣言、五輪と医療崩壊という激動だった二一年の終わり、新型コロナウイルス感染症対策分科会長尾身茂の体にも軋みが出ていた。が、コロナは待ってくれない。

オミクロン株の急拡大を見越して尾身たち専門家は、十二月二十三日に分科会長談話、二十八日と一月六日のアドバイザリーボードの提言などで、感染者全員を入院させないなど、この変異株の特性に応じ弾力的な対応を記した対処策を次々と助言した。

岸田のほうもこの頃は積極的に専門家の意見を求めていて、年末年始だけで三度も尾身を官邸に呼び、尾身は同じレジェンド世代の岡部信彦、国立感染症研究所所長の脇田隆字、若手世代の齋藤智也（感染研感染症危機管理研究センター長）とともに面会に入った。

新聞に掲載されている十二月二十八日の首相動静は岡部と脇田だけが官邸入りしたことになっている。実はこの日の尾身は都内の病院に入院していたが、「総理が意見を聞きたいと言っている」という連絡を受けると、点滴の針を当てたままの腕をワイシャツの袖に通し、病室にいるそぶりも見せずにオンラインで首相に向き合った。

岸田は二二年一月七日、同九日からのまん延防止等重点措置発出を発表する。その後には拡大・延長を重ねて、三月二十一日に解除するのはここまで述べた通りである。

これまでの安倍、菅の政権ならば発出時や延長・拡大というタイミング――すなわち政府の基本的対処方針を変更するタイミングでは会見室で首相会見が行われ、そこに分科会長の尾身が同席してきた。

ところが、岸田はこのスタイルを変え、尾身を呼ばなかった。一月七日の発出の発表に始まり、延長・拡大を経て三月十六日の解除の表明（二十一日で解除）までの間、岸田は都合七回にわたってメディアの前で会見したが、その横には一度も、尾身の姿はなかった。

尾身は「〈決めるのは総理〉というメッセージが明確になる」といって歓迎したが、実際に会見した当の岸田は官僚の答弁メモを読み上げただけ。政治的な見せ場もなかった。むしろ一回めから四回めまで、すべて官邸ロビーでのぶらさがり取材という簡易なスタイルで行ったことについてメディアから「正式な会見をしていない」と批判され、五回目からは会見場に切り替えた。打ち出すだけの骨太のメッセージや深い戦略があったわけでも、ドスの利いた胆力を見せようとしたのでもなく、あくまで戦術的に〝見せ方〟を変えたに過ぎなかった。

ただ、これは、後々への伏線にはなった。専門家と首相の二人が並ぶ会見場は官邸と専門家の微妙な温度差を感じ取ることができる貴重な場面であり、もし同席会見がつづいていれば、後に生じる官邸と専門家の隙間風がよりはっきり見えた可能性もある。

もう一つの変化として、岸田政権になって経済再生担当大臣・コロナ対策担当大臣は、経産官僚出身の西村康稔から元獣医師の山際大志郎にバトンタッチした。西村は二、三日に一度は尾身や東北大学大学院教授の押谷仁を大臣室に呼んで感染データの分析に耳を傾けていたが、山際になってその習慣をやめ官僚を介して連絡をするようになった。政府は、少しずつ専門家グループと距離を取り始めていた。

「四つの選択肢」

まん防の延長・拡大について大阪大学大学院教授の大竹文雄が五回連続で反対を表明して以降、専門家の間では、どういう道筋で社会経済を動かすかという議論が活発化した。質問したり、挑発したりしながら意見を整理していく術はＷＨＯ以来、尾身の得意分野といえようか。

経済学側の「もはや行動制限をすべきではない」という主張と、感染症学側の「ウイルスは未知の部分があり、遅れて重症化リスクが明らかになることもある」と感染拡大時の行動制限を継続すべきとする主張があった。

激論が交わされたが、一つの共通認識に行き着いた。それは「考え方の違いは価値観の違いからきている」ということ。このため専門家にできることは、政治家に対して選択肢を示すことなのだ、ということだ。

第六波が下火になったゴールデンウィークの直前の四月二十七日、分科会は複数の選択肢を併置する提言「今後の感染拡大時の対策についての論点」を発表した。のちに「四つの選択肢」と略称されるペーパーである。提出者は感染症の専門家側から尾身、岡部、脇田、経済の側からは大竹、小林らの名前があった。また、大竹とともに政府方針に二回反対を表明した東大医科学研究所教授の武藤香織も入っていた。

この資料が特筆されるのは、その呼称から察せられる通り、一つの結論を示した提言ではないところにあった。議論を通じて一つの提言に収斂させてきたこれまでと違い、結論を一つにしなかったのだ。

人々の意識にも微妙な変化が出ていた。安倍政権と菅政権では、コロナ感染が拡大すると支持率が明確に下がる逆相関関係があったが、この第六波では様相が違った。二二年一月に五七％だった内閣支持率（ＮＨＫの世論調査）は、感染が爆発的に増えた後の二月に五四％、三月に五十三％と、三ポイント程度のマイナスに止まってその後、上昇に転じた。

「コロナは怖い病気」という人々の認識が薄まりつつあった。オミクロン株は基礎疾患を持っている人には危険度が高いが、若く健康な人は軽症というイメージが定着してきたことがその背景にあった。

ワクチン接種が充分に拡がっていない二一年の途中までは、罹れば重症肺炎になって死にいたるこのウイルスを多くの人が恐れた。その恐れを背景に政府が出す強い対策についても人々の協力が得られてきたのだが、コロナが「怖い病気」から「怖くない病気」へと変わってくると、協力は得られなくなる。この変化が専門家の議論にも変容をもたらすようになる。

「怖いからなんとかしよう」という社会不安が、これまで議論をまとめる土壌にはあった。そう尾身はいうのだった。

「言ってみれば〈単一の価値観〉を社会が共有していたんです。ところが感染による死も、経済停滞による死も同じように重いものだという認識が社会に広がると、感染をどこまで社会が許容できるかという議論になってきたんです」

これこそが価値観によって左右されるような意見の違いだった。こうして専門家の間で共通認識が固まっていったのである。尾身はこういった。

「価値観にかかわる領域について専門家は踏み込むべきではないし、踏み込む資格もない。ここは、有権者に選ばれた政治家に決めてもらうしかない」

では「四つの選択肢」とは何か。最小限にまで絞った二つの論点で、それぞれ二つの選択肢があり、これをかけ合わせると概念上、四つの象限でわけたマトリクスを描くことができた。

まず、横軸が患者の診療体制について――特定の医療機関で隔離するか、在宅や地域の医療機関での診療を優先するか。縦軸に医療逼迫時の国民の行動制限ついて――緊急事態宣言やまん防を維持するか、行動制限をやめて自主的な対応に委ねるか。それぞれ二つ、掛け合わせると四つの選択肢になる。

もちろん、それぞれは二律背反ではなく、中間も含めた多様な考え方がある。だがいずれにしても、〈隔離あり〉〈行動制限あり〉の現在から、〈隔離なし〉〈行動制限なし〉の未来に向かうことだけは、経済の専門家から感染症の専門家までコンセンサスがあった。問われるのは、どういった順序で、いつまでにそこに向かうのかという判断である。

あたりまえだが、ウイルスは政府を忖度して特徴を変化させるわけではない。

仮に、コロナの感染症法上の扱いを強制措置もできる二類相当から季節性インフルエンザと同じ五類に引き下げるならば、どんな準備が必要になるのか。

　そもそも再び流行がきても行政が介入する行動制限の措置をしない以上、国民一人ひとりが自覚的に感染予防に努めるしかない。個人の感染リスクを下げる行動が持つ重みがこれまでより一層増すことになる。一人ひとりの責任に委ねるフェーズだから、一定数の死亡者が出る可能性があるし、国民もそうした前提を受け入れなければ成り立たない。

　こうした意味で、政府がこれまでとは異なる「痛み」が生じるうることについて強いメッセージを発信することが求められそうだ。

　医療保健体制にも変革が必要になる。オミクロン株の特性からして感染者数はさらに増える可能性があり、これまでコロナ患者を受け入れてこなかった病院も積極的に診療できるような体制を整えなければ医療は簡単に崩壊する。感染者が殺到すれば一般の医療は今まで以上に制約を受けるリスクもある。

　深刻なパンク状態を直視した自治体では新しい取り組みが始まっていた。例えば神奈川県では、二二年一月から、症状が軽く重症化リスクが高くない四十代までの若い世代の人ならば、個人が自分で鼻の粘液を拭って感染を調べる抗原定性検査キットで自ら検査し、医療機関にかからずに自宅で療養する「自主療養」の仕組みをスタートさせていた。

　重症化しやすい人に医療資源を重点化できるメリットはある一方、元気な陽性者への外出チェックは放棄して感染者の全数を把握することは諦めている。こうした取り組みを全国化するなら、二一年九月から薬局で販売可能になっていた抗原検査キットが大量に必要になる。厚労省は「ＰＣＲ検査に比べ感染していても陰性となる〈偽陰性〉が出やすい」として医療機関で使うか、使い方を指導する薬剤師がいる薬局以外では販売を認めていなかった。

移ろう民意

選択肢を十分に絞った論点整理だったが、四月二十七日の分科会開催を前に内容を伝え聞いた官邸側は、尾身に対して「専門家で一つに絞り込んでほしい」といって突き返した。ある官邸スタッフは私に「それを決めるのが専門家の仕事だ」と口を尖らせた。人間の価値観にふれるセンシティブな判断だからこそ、専門家は「政治家が決めるべき」と選択肢を整理したのに、官邸は「専門家が決めた」という形式を求め、ボールを投げ返してきたのだ。

政治の側の事情を見渡すと、二ヵ月後の七月十日に参議院選挙が迫っていた。勝てば三年間は大型国政選挙の予定がない。岸田政権が長期安定政権になるかが問われる分岐点が迫っていた。観光支援策の「全国旅行支援」も準備し、満を持していた。

ここで発信に失敗したら菅政権の二の舞になる。そんな腰が引けた態度で、参院選後まで判断を先送りした。不確実なウイルスのことで躓きを恐れる政府の不決断が、栓のようになって議論は先に進まなくなった。議論を深めるつもりでいた尾身は「四つの選択肢」の発表資料のタイトルに括弧書きで「たたき台」と書き添えていたが、政府はそれ以降「次の分科会を開催したい」という専門家側からの要請に応じなかった。時間はずるずると過ぎた。その時間の長さが政府と専門家の間に距離ができていることを感じさせた。

分科会は、実に二ヵ月半にわたって空白が生じることになる。

専門家の勉強会では六月に入り、神奈川県医療危機対策統括官を務める救急医の阿南英明が新型コロナを通常の医療体制の中に位置付けるロードマップを示すべきだという問題提起を始めた。二〇年当初からつづけていた感染者の追跡調査や濃厚接触者の特定の意義は薄れていること、保健所を疲弊させていること、といった現場の問題意識から発していた。

阿南は県のＤＭＡＴを率いる役目も担ってきた。二〇年二月にダイヤモンド・プリンセス号が横浜港に寄港した際には患者搬送の調整にあたり、その後の市中感染の拡大期には病院ごとの役割分担を明確にする「神奈川モデル」を構築して注目された。「医療も経済活動の一つ」と捉える病院経営者（藤沢市民病院副院長）でもあり、医療の外の世界も見渡しながら、「ずっと社会を止めるわけにはいかない」と危機感を強めていた。

阿南のたたき台を題材に練り上げたことから、この論点整理は通称「阿南ペーパー」と呼ばれる。感染症、経済の双方の専門家のほか、弁護士の中山ひとみら幅広いメンバーが議論に加わった。勉強会での議論を通じ、多くの専門家の間で、「政府が国民の箸の上げ下げまで介入するのではなく、国民一人ひとりがリスクを判断する時期に来ている」という認識が強まっていた。

次のステップとして尾身は、知事、経済団体、メディアの代表者も参画している分科会で発表し、議論を深めようとした。その内容は医療体制の変更が中心とはいえ協力してもらう企業や個人の理解が不可欠と考えたからだが、政府は、これにも難色を示した。

専門家たちは苛立ちを深めたが、官邸スタッフに取材すると「この頃、尾身を代えようという話が交わされるようになっていた」とも語った。官邸から見ると官僚を介した専門家へのグリップが利かなくなっていることがその理由だが、結局、具体化はしなかった。扱いを間違えると、これもまた国民の反発を買うと懸念したのか。政権発足直後とは打って変わって尾身は、官邸にとって扱いづらい相手と映っているようだった。

ここまで取材してきた私には意外だった。コロナ禍が始まって以来、「政府の半歩先を示す」というスタンスの尾身は、安倍、菅、岸田、いずれの政権にとっても概ね「得がたい存在」であった。なにしろ、幅のある専門家間の意見を調整し、そのうえで打ち出す政府の対策の説明のかなりの部分を尾身が補ってきた。五輪の開催方法をめぐって政府が望まない提言に動くことはあっても、リスク評価が不可欠だという請願であり、政権批判ではなかった。

ただ局面が変わって経済を動かす地平が見えてくると、政府に変化が現れた。経済は政治家にとって平時から力を発揮しやすい分野だ。一部専門家に渡していた政権運営の主導権を取り戻そうとして、専門家の提言にわずらわしさを覚えるようになってきたのではないのか。思うように分科会が開けない状況に、尾身ら専門家にも不満が募っていった。

専門家懐疑論

この分科会〝空白〟の二ヵ月あまりの間に、政府側から「専門家懐疑論」が持ち上がった。

半年前の二一年十一月の第二次内閣発足時、岸田は「コロナ対応を徹底的に検証し、六月までに抜本的な体制強化策をまとめる」とぶち上げており、第六波が落ち着いたゴールデンウィーク明けの五月に「検証」をスタートさせた。

新型コロナウイルス感染症のパンデミックは、百年に一度くるかどうかという未曽有の厄災で、この時点まででですでに三万人が死亡している。五年後、十年後に必ず来る次のパンデミックに向け、コロナにおける意思決定の検証作業は期待されて当然の試みだった。試行錯誤でコロナ対応にあたった安倍政権の時期、危機が深まった菅政権の時期、いずれも、中間総括がなされてこなかった。新しいステージが見え始めた岸田の時期の取り組みには、「ようやく」の感もあった。

二二年五月十一日、自治医科大学学長の永井良三を座長に、コンサルタント、法学者など八人による「新型コロナウイルス感染症対応に関する有識者会議」が設置されたのはよかったが、岸田が「六月までに」と、一ヵ月後に期限を切っていることが私にはひっかかった。「危機管理庁の創設」という総裁選の公約に手をつけたというアリバイ作りの気配がうかがえたからだ。

徹底的な検証は、事が起きていた当時は吟味できなかったさまざまな疑問について、公文書や政治家や官僚のメモといった資料を収集し、突き合わせ、さらに当事者にヒアリングを重ねる作業に進む。批判的な目線を保ちつつ、ファクトをたどることで当時の判断の制約を浮かび上がらせるには時間も必要で、一ヵ月ではとても不可能だ。

前例として思い浮かぶのは一二年、東京電力福島第一原発事故について一年九ヵ月をかけて作られた国会事故調査委員会（委員長・黒川清東大名誉教授）の報告書である。「なぜ事故が起きたのか」という本質に切り込み、本文だけで五百八十六ページにも及ぶ。当時の首相や東電の経営陣、官僚など千人以上へのヒアリングを通じて事実関係を丹念に追い、大地震や津波の想定への対処を先送りした人災の側面を明らかにしてみせた。

コロナについていえば、〇九年の新型インフルエンザの経験を経てつくられた政府の行動計画が実に低いレベルの感染者数を想定していたために、医療体制や検査体制が流行のたびに窮迫した。これほどのパンデミックを想定していなかったという点では、やはり厚労省や専門家コミュニティに安全神話の誤謬はなかったのか。パンデミックが始まってから対処の意思決定にあたった政治家、専門家に問題はなかったか。膨大な公表資料や証言や証拠を突き合わせながら立体的に再現するのは数年単位の根気のいる作業になるはずだ。

結論からいえば、有識者会議はそんな代物とは程遠かった。わずか五回の会合の後、「新型コロナウイルス感染症へのこれまでの取組を踏まえた次の感染症危機に向けた中長期的な課題について」という二十一ページの報告書を出して終わった。

医療体制整備からワクチン開発までさまざまな問題点が端的に列挙され、その解決策として首相をトップにした「司令塔機能を強化する」ことが提示されただけだ。その後、後継の検証の会議は置かれてはいない。

さらに、「おや」と違和感を感じた所もあった。それが〝専門家との関係〟を問題視した箇所である。

専門家のあり方として適切か

報告書は序論部分で、「専門家との関係を含めた意思決定プロセスが明確だったか」「科学的な知見に基づく評価・分析は十分だったか」に関して「問題がなかったとは言えず」と記して本題に入る（傍点は引用者）。具体的には何を「問題」と見ているのだろうか。本文にはつぎの二つの記述が見当たった（付番は引用者による）。

①……〈新型コロナウイルスは次々と変異し、専門家といえども情報収集に制約があり、その分析の詳細も公表されないことがあったことから、より深い科学的議論と説明が必要な場合があった〉

②……〈今回、専門家助言組織のメンバーの個々の発言が政府方針と齟齬があるかのように国民に受け止められる場面や、専門家と行政のどちらの立場としての説明なのか分かりづらい場面が生じるなど、リスクコミュニケーションのあり方として問題があった〉

読んでいて違和感が強まるのは、それぞれ、特定の局面で問題があったとする「場面」がいつ、誰が、何をしたシーンのことか、書かれていないからだ。

とりわけ①の公表されない「分析の詳細」とは何のことか。毎週開かれるリスク分析を発表する厚労省アドバイザリーボードでは各専門家が詳細な資料を発表してきた。公表されなかったというのは、一体どの資料を指しているのだろうか。

また、②が「リスクコミュニケーション」を問題にしている点は、積極的に対策の説明にあたった尾身のことが念頭にありそうだが、こちらも具体的に問題視しているのがどの場面か記されていない。尾身は意思決定に関わるキーマンであり、「問題があった」という評価を理解するためにも、これこそいつの場面かは不可欠なファクトだ。

有識者会議の議事録や公開資料を点検していくと、構成員の一人である社会学者の古市憲寿の発言にヒントがあった。古市は第三回会合（五月二十日）で、ヒアリング相手として呼んだ新型コロナウイルス感染症分科会長の尾身に、こんな質問をぶつけている。

「二〇年六月段階で、専門家会議の構成員が、卒業論文と当時言われましたレポートをまとめています。そこで専門家が前のめりに情報発信をしていたということを当時、反省と共に総括されていたと思いますが、印象としてはそれ以降のほうが前のめりの場面があったのではないかという印象を持ちます。振り返ってみまして、二〇年六月以降も前のめりだったことはないか」

確かに専門家会議の「独自見解」発表以来のあり方については、二〇年六月、専門家たちが「卒業論文」と呼んだ発表を通じて、「あたかも専門家会議が政策を決定しているような印象を与えていたのではないか」という総括を行っている。

有識者会議での古市発言は、専門家は助言役に徹するようになったはずなのに、言行不一致ではないか、と問うた。これに対して尾身はこう答えた。

「提案することは我々の仕事である。したがって多くの提案をしたことを前のめりとは思いません。提言をするという意味で前面に出ざるを得なかったが、政策の最終決定について専門家が決めたということは今まで一度もないです」

二〇年六月以降に数多くの提言をすることにはなったが、それは本来の専門家の仕事である、というのが尾身の説明だった。それは、コロナ上陸直後に「国の政策を専門家がすべて決めているのではないか」というイメージを作ってしまった〝前のめり〟とは違う、と。短時間で多くのヒアリングをさばくためか、古市と尾身の質疑は抽象的なやり取りのみで、具体的な場面にまで行き着かずに終わった。

ただ、つぎの四回目の会合（六月三日）の討議の時間で古市が提出した資料は、報告書の①と②に書かれた、「専門家の問題」につながる問題意識が具体的に記されていた。

まず、古市提出資料の記述中、報告書①の〈分析の詳細も公表されないことがあった〉に対応しそうなのが、クラスター対策班に属していた西浦が二〇年四月に「何も対策をしなければ四十二万人が死亡する」とする試算を発表したことを取り上げたくだりだ。古市は〈（西浦は）４月15日段階で（略）計算コードを公開しておらず、「42万人」という数字だけが一人歩きした〉と指摘している。

西浦の試算発表が反省材料とされたのは事実だ。ただ、この反省から、二〇年七月以降、専門家の分析発表の場を厚労省アドバイザリーボードにまとめ、かつ会議後のブリーフィングの説明役を感染研所長の脇田に絞った。押谷が出す都道府県ごとの感染者の増減のグラフ、感染研が出す現時点で判明した変異株の特性などトータルでまず脇田が端的に説明した。さらに記者から前提条件や読み取り方について質問が出ると、オンライン上で控えた提出者が補足説明するなど、疑問点をつぶす工夫と改良が重ねられていった。
検証報告書は、初期の一回の専門家の失敗をフレームアップする一方、専門家が作り上げたこうした科学的説明における達成は無視する。他方、本書四章で記した通り、Ｇｏ Ｔｏの科学的分析をめぐって政府は政権に都合の悪い分析資料を隠蔽していたが、報告書でこうした掘り下げは一切出てこない。ここに、古市の主張を都合よくソースに用いた政府の意思が明瞭に表れた。

さらに、報告書が問題視する②の専門家のコミニケーションと対応する箇所も古市資料の記述にあった。古市がこの資料で「二〇年六月以降の前のめり」の例として挙げる一つは、二一年五月の分科会で政府が諮問した基本的対処方針案に対して専門家の反対が相次ぎ、政府が案を出し直すことになったこと。もう一つは、二一年六月の東京オリンピック・パラリンピックについて、尾身が国会で「今の状況でやるというのは普通はない」と発言したほか、専門家有志で「無観客が望ましい」とする提言を出したことだ。

加えて古市は五輪について、提言のプロセスを振り返った雑誌記事（月刊「中央公論」二一年十一月号）の中での尾身発言を取り上げる。記事のなかで尾身は、「観客を入れても、私は、会場内で感染爆発が起きるとは思っていませんでした」と述べる一方、「観客を入れたら国民に求めていることと矛盾したメッセージを送ることになる」と語った。この点について、古市は〈無観客開催はオリンピックによる感染爆発そのものではなく、「国民」に与える影響を考慮して発言（ママ）だったと認めている。それは果たして「専門家」のあり方として適切だったのか〉と疑念を呈するのである（傍点は引用者）。

指摘の根底にある古市の疑念はこういうことだ。本来、政府への助言を任務とする人が政府そのものように振る舞ったり、逆に政府の方針と違うことを言ったりしたことが混乱を生んだのではないか、危機の専門家の地位を利用して影響力を弄んではいなかったか、それは専門家のあるべき姿を逸脱しているではないか――という認識である。

専門家の試行錯誤

二〇年二月の「独自見解」の発表以降、この時点までに政府に助言する専門家は、専門家会議、分科会などさまざまな単位で、七十本近い提言を政府に出していた。尾身は有識者会議のヒアリングで「総理はほとんどの場合（助言を）よく聞いてくれました」と述べていた。

焦点になるのは、そんな政府と専門家の間で見解が異なる時に何が起きたかである。政府と異なる専門家の意見をあえて外部に発信するか。この点に着目すると、私が見てきたところ、大別して三つの時期があったと整理することができる。

第一期は、二〇年二月から二〇年六月までの時期である。「卒業論文」を境に、止むを得なかったにしても、専門家は前面に出すぎたことを総括し、発信機会を絞る姿勢に転じる。第二期は、二〇年七月から二〇年十二月までの時期。緊急事態宣言に相当する感染状況か、そのワンステップ前か、感染状況の判断を表明するのは国や地方自治体（知事）に委ね、専門家は表明しないと自制したことで対処の遅れにつながった。第三期は二一年四月以降だ。専門家は再び積極的に感染状況に意見表明する姿勢に舵を切った。古市が特筆した政府の諮問案の出し直しや、五輪無観客開催の提言はこの時期にあたる。

このような「積極的」→「消極的」→「積極的」の変転を整理してみると、尾身たち専門家には試行錯誤による二度の姿勢の切り替えがあり、いずれも政治家を説得することの難しさに直面したことが転機になっていることが浮かび上がる。

とりわけ反省材料とされたのは二〇年十一月、感染の拡がりに危機感を強めた分科会の専門家がGo Toトラベルの停止を提言したが、国と都の対応が遅れたことだ。「宣言に相当する状況である」と判断するのは政治家で「専門家はサイレントであるべき」という自ら定めたしばりにこだわったことが原因だった。緊急事態宣言に消極的な首相に対して宣言を出すべきだと助言するのが遅れ、医療崩壊が起きた（第四章参照）。

この反省に立って、第三期の二一年四月からは、感染状況を客観的に評価する指標を改め、尾身たち専門家も積極的に感染状況について意見を表明する方針に切り替えた。

なぜ、二度も切り替えたのか。「感染症学」という科学をベースにした知見を伝えるだけでいいなら、局面ごとに理論にしたがって必要な知見を一度述べて終わりという選択もある。しかし、行政に参与して感染対策に助言する尾身たちは、そうはいかなかった。

有権者に選ばれる政治家が失策の責任を問われるのは当然だが、専門家も社会的評価において責任を問われる。とりわけ政治家が専門家と意見が違うことはありうるにせよ、その選択をして国民の健康や生命に危険が生じることが明らかなとき、危機の認識を伝えられなければ自分たちは責任を果たせない、と受け止めたのである。その責任を自覚し始めると、政治の現実に合わせた働きかけの工夫が必要だ、という懊悩が始まった。二度の切り替えは、その軌跡なのである。

有識者会議で古市が「二〇年六月以降も前のめり」として挙げる二つの事案が起きた二一年五〜六月は、感染力が従来株の数倍というアルファ株、デルタ株への置き換わりが次々と起こった第三期のことだ。ワクチン接種が国民全体の規模にまで行き渡るまでに時間がかかる状況下で、危機を敏感に感じ取る専門家と、経済再生への思いが強い首相との対立の構図が際立った。変異株のリスクが不確実ななか、楽観的なリスク認識の政府案に判子を捺くだけでは「責任を果たせない」と専門家が考えるようになっていた。

早めに「強い対策」を打つほうが経済への負担も小さいのに、国も自治体も着手に遅れがちで、はっきり意見を言わねば人々を危険に晒すという挫折体験からの積極性なのである。

もちろん、提言や問題提起の採否を決めるのは政府だ。しかし、その決定前の段階で、必要なときには積極的に意見を表明することが専門家の役割だというのは、試行錯誤の中で固まっていった規範といってもよい。

政治家の失敗を問わない報告書

見逃しがちだがこれは専門家だけの課題事例ではない。政治の側に視点を移すと、専門家の助言をうまく取り入れることにしくじったともいえる。

二〇年十一月、東京都を含めたＧｏ　Ｔｏ停止の提言をスルーはしたものの、さらなる感染急増に慌てた菅は直後、尾身、岡部、脇田から直接意見を聞き「いろんな人がいろんなことを言う」と悩ましい言葉を吐露している。十二月に支持率を急落させた菅は、専門家の意見を上手に取り込まないと悪手を踏み政権の生命線に直結すると意識したはずだ。

二一年五月、北海道などへの政府の基本的対処方針の出し直しの経過を見ると、菅は、担当大臣の西村康稔の説明を聞いて即座に判断を下している。また、二一年七月の五輪の開催方法をめぐっても、緊急事態宣言を出すと判断した際に即座に無観客の判断を下した。尾身が「五輪大会のリスク評価をすべき時期にきている」と国会で述べた四月下旬から実際に提言が出るまでの一ヵ月半、「分科会で五輪開催のリスク評価をさせてほしい」という専門家の要請を受け入れなかったが、最終的に出てきた無観客開催の提案を否定はしていなかった。

こうした事実は、第三波の失敗を経験した菅の、表面に見えていない態度をうかがわせる。すなわち、考え方の相入れない専門家の意見を受け入れることを、選択肢として念頭に置いていたことを推認せるのだ。他方、採用に至るまでは「なぜパンデミック下で五輪をやるか」「なぜ開催に向けたリスク評価をしないのか」といった専門家の問題提起に対し自分の言葉で語らなかった。これが一ヵ月以上にも及び、その間に国民の不信感を高めた。専門家の問題提起に対し政治家が語らないから、そのコントラストが強まったのである。

検証報告書は「専門家との関係を含めた意思決定プロセスが明確だったか」と書いていた。だが専門家の助言のありようと同時に、「政治家の意思決定プロセスが明確だったか」というポイントも問われなければならない。後者の視点が、報告書からは抜け落ちているのだ。「四十二万人」試算を出した時の西浦の行動も、悲観的なシナリオが政府から語られないことに、危機感をつよめたからこその挙動であった。試算公表時、官房長官（当時）の菅は「公式見解ではない」と切って捨てただけだった。もし、政府が最悪の事態をどう見通しているか、楽観的なシナリオはどうか、政治家が自らの言葉で語っていればどうだったかも問われるべきではないのか。

検証会議の第三回会合の場で、古市が「二〇二〇年六月以降も前のめりだったのではないか」という疑念をぶつけた時、尾身は政治家の側にも課題があったとしてこう語った。

「最終的には国が（提言を）採用するならば採用するとはっきり言うという場面が必ずしもなかったということが課題だと私は思います」

「採用しないのであれば、（国が）説明するということがあればよかったが、そのことが基本的になかったために、何となく〝専門家が決めているのではないか〟という印象があったのではないかと思う」

これは菅だけのことではない。安倍晋三政権では小中高の全国一斉休校や布マスク配布について専門家の意見を聞かずに決定した。岸田政権も専門家が提示した「四つの選択肢」をスルーした。専門家の意見を聞かないことはあるにしても、どうしてそうした判断に至ったのかを説明をする必要がある、というのが尾身の反論であり、科学的な助言をめぐるルールとして英国政府がすでに同じ考え方を採用していることは第二章でふれた通りだ。

その尾身の問題意識に対し、政府は答えなかった。

有識者会議の報告書に具体的な「場面」が示されなかったのはなぜか。古市と尾身のこのやりとりを読んでいて、政府の意図が感じ取れてきた。

具体的に特定すれば、専門家と同時に、政治の側に瑕疵がなかったかも同時に問われると考えたのではないか。下手をすれば岸田のこの後のコロナ対策にはね返ってくる。政府は結局、専門家を懐疑的に見る有識者の主張をつまみ食い的に取り込みつつ、政府に都合の悪い部分に議論が波及するのは避けたかったのである。

最後に、古市が指摘した最後の論点も整理しておく。尾身が「国民に与える影響を考慮した発言」をしたのは専門家の矩を踰えている、という論点である。

二一年六月十八日の専門家有志の提言は、〈感染対策が不十分な状態の観客（略）など、人流・接触機会の増大を誘引するような映像がテレビ等を通じて流れると、感染対策に協力している市民にとって「矛盾したメッセージ」とな〉る、と記していた。

盛り上がる会場内の映像がテレビ等を通じて流れると、その祝祭感が伝わり、「出かけよう」「出かけた先で食事をしよう」という人流増加につながり、それが感染爆発につながる懸念がある、という感染対策上の懸念を記したものだ。

専門家は、政治家に対して感染対策上として人流増加を誘発しないよう、「無観客が望ましい」と提言し、その説明をしたにすぎない。事務局の内閣官房は、こうした事実関係を付き合わせる初歩的な段取りも取らずに会議を進行したのだろうか。分かっていて頰被りをしたのだろうか。そうした生煮えの作業だったのに、「問題があった」と結論として記すあたりに、岸田政権の専門家に対する冷たい視線があると見ることもできた。

「踏み込み過ぎている」

専門家の関わり方に初期から懸念を持った人物は尾身のすぐそばにもいた。感染データの分析の中心にいた押谷仁だ。最初の緊急事態宣言下の二〇年五月一日、経済産業省の審議会に呼ばれた押谷は、こんな言葉を残している。

「今回、非常に歪んだかたちで専門家が感染症対策にあたってしまっています。これは、早急に修正しないといけなくて、我々専門家は政府に提言するのが役目であって、情報発信するのは政府のはずなんです。そこはきちんと修正しなくてはいけない」

尾身や西浦と一緒に流行に頭を悩ませつつ、同時に彼らに繰り返し警鐘を鳴らしたのが押谷だった。

厚労省の動きの鈍さが際立っていた二〇年二月にクラスター対策班ができたころ、若手の専門家を前にした押谷から「急場をしのぐなかでは専門家の責任が問われる可能性がある。ここは覚悟が必要になる」と諭されたことを西浦は記憶していた。実際、押谷も二〇年春のＮＨＫスペシャルなどでスタジオにも出て対策の当事者としてリスクを語り、批判も受けた。しかし、初代のコロナ担当の大臣（経財相）に西村康稔が就任した三月以降は、情報発信を政治家が担う本来の姿に少しずつ戻そうと努めてもいた。西浦が四十二万人の試算を出そうとした四月には、ぎりぎりまで「おかしいと思っても出すべきでない」と説いた。

　尾身と押谷はかつてＷＨＯ西太平洋事務局では上司と部下の関係にあったが、二人の最大の違いは、尾身は、加盟国の選挙で選ばれる事務局長ポストを十年務めたことだ。緊張感のあった五輪無観客開催の提言から間もない二一年七月にインタビューをした際、尾身はこういった。

「私はＷＨＯで長いことリーダーをやりました。最終的には自分が決断しなくてはいけないという思いで十年やってきました」

　ＷＨＯ西太平洋地域事務局は、アジア太平洋を管轄する、日本国内よりはるかに大きなスケールの組織だ。そこで決断してきたという強い自負が尾身にはある。

「コロナが始まってから押谷君は時々私に『長く選挙で選ばれた職にいたから、尾身さんはなんでも自分で責任を持って発言しようとする』と言うんです。私の中に、確かにそういう部分がある。そして彼はまた言う。『でも尾身さん、今はやらなくていいんだ』って」

　確かに、分科会会長は助言者であり、西太平洋地域事務局長のような決定者ではない。仮に発信しなくとも責められるわけではない。しかし会長を任された尾身には「責任がある」と感じるからこそ発信しないという選択肢はなかった。発信することへの懸念を口にする押谷も、その一方で政府の対応の遅れで感染が拡がる危険を察すると尾身の発信に同調してきた。こうした専門家たちの止むに止まれぬ覚悟や決断を、政府は最終コーナーで厄介なものと断じた。それが検証報告書だった。

検証会議の報告書が出た二二年六月十五日の夜、岸田は官邸で会見し、司令塔機能を担う「内閣感染症危機管理庁（のちに危機管理統括庁と改称）」を創設すること、専門家組織も強化するとして、国立感染症研究所と国際医療研究センターを統合して厚労省の下に置くことを発表した。後者は、アメリカの疾病対策センターに模して「日本版ＣＤＣ」と称した。

専門家組織である日本版ＣＤＣについては、政府のコントロール下に置くことをあえて強調した。その姿勢はその後もつづき、二三年六月に成立した設置法でも、トップの理事長は厚労大臣が任命することになった。

新たな行動制限はしない

参議院選挙が六月二十二日の告示を迎えると、それから間もなく新規感染者が二万人を超えた。これが第七波と呼ばれるようになった。

オミクロン株はさらに感染力の強い変異株（オミクロンＢＡ５）に置きかわり、投開票日の七月十日と前後して、全国の新規感染者はいきなり前週の二万人台から五万人台に増加し、さらに十五日には第六波のピークである十万三千人を突破した。その後も急拡大をつづけ、八月上旬には二十万人台にまで膨れ上がった。保健所はすぐにパンクした。総務省消防庁の発表によれば、全国五十二の主な都市の消防で起きた救急搬送困難事案が七月十八日からの一週間で六千三十五件。コロナ疑いの事案だけですでに第六波だった二二年二月の数を超えており、真夏の暑さによる熱中症も重なって搬送先が見つからずに症状が悪化する患者が相次いだ。

岸田は、選挙前の六月十五日の記者会見ではコロナとの向き合い方について「平時に近い経済社会を取り戻す」という抽象的な表現にとどめ、そのまま選挙に勝利した。自民党は参議院で改選過半数を獲得し、公明党と合わせた与党で過半数も超えた。

選挙後二度目の記者会見となった七月十四日、岸田ははじめて小さく踏み出した。

「社会経済活動の回復に向けた取り組みを段階的に進める。新たな行動制限は、現時点では考えていない」

尾身たちが「四つの選択肢」を示してから二ヵ月半。第六波では出したまん延防止等重点措置も出さないということは、ようやく平時に向けて示された第一歩だが、そうであれば、その先にある具体的なステップを示さなくてはいけない。

政府の意向で開催が設定されなかったコロナ分科会が二ヵ月半ぶりとなる七月十四日、すなわち岸田の会見と同日に開かれた。だが、空白の二ヵ月半の間、専門家たちが水面下で議論していた平時へのロードマップ「阿南ペーパー」の議論をしたい、という希望を持ちかけても応じなかった。

どうして議論させないのかを政府が語ることはないし、代わって首相自ら、「行動制限をしない以上、一定の死者が出ることが想定されます。それを最小化するよう、それぞれがしっかり感染対策をして乗り切りましょう」と国民に生じうる痛みについて語りかけることもなかった。あいまいな第一歩であった。

押谷の辞退

八月二日、阿南のほか尾身ら分科会のメンバーらが日本記者クラブで会見を開き、平時への移行のあり方について提言を発表した。

先ほどふれた「阿南ペーパー」――正式名称は「〈感染拡大抑制の取り組み〉と〈柔軟かつ効率的な保健医療体制への移行〉」という長いもので、阿南、尾身、岡部、脇田、経済学者の大竹や小林慶一郎らも含めた専門家有志十八人が名前を連ねた。

政府との調整に手間取っているうちに第七波が立ち上がり、全国各地で、過去最高の感染者数を記録していた。発表を取り止めるべきだという意見もあったが、予定通り発表した。尾身たちのもとにはこの時、保健所や医療現場から「もう限界です」という悲鳴が届いていた。お盆の帰省の時期には感染が広がりやすいことを考えると、その前にメッセージを出す必要がある。

会見で尾身は「必要な対策を早急に社会に発言することが我々の責任」と述べた。長いタイトルにある〈感染拡大抑制の取り組み〉と〈柔軟かつ効率的な保健医療体制への移行〉がその柱である。前者のポイントになるのは、個人の基本的感染対策だ。後者のポイントは、足元の第七波対策としてすべての患者の詳細な情報を把握する全数把握を見直すこと、段階的に新しいサーベイランス体制に移行することなどだ。全数把握の見直しで若い人や健康な人が発生届けの対象から外れれば、これまでつづけてきたクラスターの追跡は難しくなる。

また自宅で検査して療養する体制を呼びかけたが、急増する感染者が病院に集まることがありえる。だからこそ、より多くの診療所などにコロナ診療に参画する体制をつくることなどを提案した。

先に政策への結びつきを述べれば、分科会の発信を敬遠していた岸田は、第七波が落ち着きを見せ始めた八月末になって「全国ベースでの全数届出の見直し」を表明した。尾身たちが打ち出したロードマップに国民の反発がさほどないことを見ての判断とみられた。

二〇年二月から、日本は感染のスピードを抑制し、可能なかぎり重症者と死亡者の発生を減らす」という基本戦略をとってきた。その基礎が、感染者の把握だった。その根幹部分を変えることは、新型コロナウイルスの感染症法上の位置付けを二類相当から五類へと見直すこと、つまり平時への移行に向けた一歩だった。

「阿南ペーパー」の発表がずれ込んだのには、政府の要因以外に、もう一つ理由があり、それは議論が難航したからだった。最も抵抗感を示したのは押谷だった。「ウイルス特性の変化を把握したときは社会経済活動・保健医療体制を見直す」という内容に難色を示した。押谷は「ウイルスの特性の変化を把握はできない」といった。

押谷は科学の限界に向き合いつづけてきた人であった。

今後も病原性が高まる変異が起きる可能性はある。その一方で、医療体制は一度平時の状態にしたらもう二度と緊急時の体制は作れない。逆に阿南らは、ここで覚悟を決めて進む道を示さないといつまでも平時に戻れなくなる、と主張した。医療関係者同士とはいえ、なかなか交わらない。最後まで議論を重ね、押谷の意見も織り込んだペーパーの改稿は文言の調整を含めて八十回にも及んだが、最終段階で押谷は、提言者リストに加わらない意向を示した。

尾身にとって押谷は、このウイルスと向き合い始めた最初から共に駆け抜けた最も信頼する仲間だった。押谷が全身全霊でデータ分析に心血を注いできたことを誰よりも知っている。

離脱する、という意向を知った時のことを「困ったなという感じでした。いちばん大事な時期彼がいなくなると言うのだから」と尾身は振り返った。

「コロナの感染症法上の位置付けを変えたところで、感染が下火になるなんていうことは全くない。彼の気持ちはよぉくわかります。診療する医療機関は増えるどころか減るかもしれない。そういうリスクはあるけれど、ＧＤＰへの影響、教育への影響、保健所の限界もある。ここまでくると、医療というより社会トータルでどうするか、ということを考えなくてはいけない。どこかで道筋を示す提言を出しておかないと、国が困ることになる」

政治が何の道筋も示さないまま、急増した感染者が保健所や病院に殺到すれば、保健体制はすぐに逼迫して救えたはずの命を救えなくなる危険が高まる。自分が動くことで対策の実効性が一歩でも高まるなら、その役割に徹しようというのが尾身のスタンスだった。

尾身は、押谷の判断を知った時、押谷を止めなかった。

「彼は、誰かがウイルスのリスクのことを言わなければいけない、と考えたんだと思います。社会を動かすのに反対しているんじゃない。ただ、価値観の問題を国がきちんと決めて言わないことには不満も持っていた。だから、ここで態度を明らかにすることが自分の責任だと考えたんでしょう。それが、私にはわかる。だから電話一つ、かけませんでした」

尾身はひと呼吸置いてから「だから政府がリーダーシップを取って語るべきなんです」と言った。

社会を動かす道筋を示さないことによるリスクを考えた尾身。

ウイルスのリスクを最後まで言いつづける責任を考えた押谷。

二人は違う選択をしたようでありながら、すなわち国民の生と死のありようにかかわる方針は有権者に選ばれた政治家が決定すべきこと、人の死をどう社会が受けとめるか、政治家が自分の言葉で国民に語りかけるべきこと、そんな思いは一致していた。

それでも政府の判断は遅れ、専門家がまたしても前に出た。

意見は聞かなかったのに

リスクを語り、展望を示す——岸田は、そうしたかたちでリーダーシップを発揮しなかった。だが、技術的なことで専門家には意見を聞かず、二つの方針を打ち出した。

一つは七月二十二日、軽井沢で行われた経団連の夏季フォーラムに出席した岸田は、「科学的知見に基づいて、濃厚接触者の待機期間を短縮することにした」と表明した。それまでの原則七日から原則五日とし、二回の検査を組み合わせることでそれまでの最短五日とされた待機期間を三日にすると決めた。

岸田は「科学的知見に基づいて」と言ったが、分科会やアドバイザリーボードの専門家には意見を求めていない。直後の七月二十七日のアドバイザリーボードでは、〝科学的知見に基づいて短過ぎる〟という指摘が相次いだ。「三日で解除というのは感染拡大リスクの増加につながるのは明らか」（大東文化大学教授・中島一敏）だというのだ。

しかも、陰性確認のために二回の検査をするというのに、需要の急増で町の薬局では抗原定性検査キットが入手困難となっていた。

医療機関の外来はパンク状態であり、結局、検査難民が続出した。在庫を確保して無料で配るサービスを始めた自治体、例えば神奈川県鎌倉市では、こんどはその申請窓口に電話が殺到し、受付開始時刻から十分で上限に達した。慌てた厚労省は八月下旬になってようやくネット販売も可能な一般用医薬品として検査キットを承認したが、その頃にはもう、感染者は減り始めていた。

二つめは政府が二二年八月四日に出した事務連絡だ。政府は、重症化リスクの低い患者については発生届に発症日を記載しなくてもいい、と唐突に決めたのである。発症日が把握できなくなれば、リアルタイムで感染状況を把握することはできなくなる。

保健所や病院の負担を軽くするための決定だとしても、前日の八月三日の厚労省アドバイザリーボードには、一言の相談も諮問もなかった。

その翌週、八月十日のアドバイザリーボードで押谷は吼えた。

「発症日が発表されなくなると発症日別のエピカーブは正確性が担保できなくなるので出せなくなるが、そういったことも相談なく決められている。リスクアセスメントを厚労省はどう考えているのか」

感染者のきちんとしたデータ把握からの離脱という意味では阿南ペーパーによる全数把握も同じ流れではあった。だがそれ以上に、政府はコロナ対応の本質は語らない一方、医療的技術的な対応についてまで専門家に何も聞かずに決め始めた。心身をコロナ対応に捧げてきた専門家たちは「ここで議論していることは一体何なのか」という強い憤りを募らせた。

議事概要には残っていないが、尾身によれば押谷から「データが取れないのでは自分たちの仕事に責任が持てないから、アドバイザリーボードを辞めたい」という意向が示され、西浦からは「自分たちの仕事に基づいて対策をするフェーズでなくなったのだから、ここでアドバイザリーボードを解散してもらえまいか」という申し出があった。慌てた尾身が全数把握の見直しは段階的であること、彼らの意見も取り入れていることを伝え、思いとどまるよう説得したという。

第七波が落ち着きつつあった九月六日、岸田は全数届出の対象を限定すること、陽性者の自宅療養期間を短縮することなどを打ち出した。その際、「国内外に蓄積した知見、専門家の意見を踏まえて、ウィズコロナの新たな段階への移行を進め、社会経済活動との両立を強化する」と述べた。

全数把握の見直しはさておき、濃厚接触者の待機期間の短縮は、岸田政権が勝手に打ち出したものだった。意見を聞いてもいないのに岸田は「専門家の意見を踏まえて」と述べた。

二〇年に専門家が前に出たのは国内の感染拡大を控え、政府・厚労省の対応の遅れを感じ取ったがゆえのことだった。と同時に、不確実なウイルスを前に、その対応への失敗を恐れ、専門家を押し出す力学が働いたことも大きかった。二二年夏、そろりそろりと平時への歩みを始めた岸田政権は、ふたたび政治家自ら前面に出ようとし、同時に、専門家を軽んじるようになった。

二二年十二月二十八日、感染症法上の分類を二類相当から五類に変更する見直しについて、厚労省アドバイザリーボードが開かれた。

動きの鈍かった官邸が議論を急がせるようになっていた。尾身ら専門家有志十二人がまとめた資料はコロナの伝播力が季節性インフルエンザよりもいまだ高いこと、死者が増えていることなどのリスク要因を指摘した。五類への変更を否定はしないが「必要な準備を進めながら行うべきだ」「季節性インフルエンザと同様の対応が可能な病気になるにはもうしばらく時間がかかる」と拙速を戒めるニュアンスの文章になっていた。

この資料は法令上の取り扱いなどについてチェックをする必要から、机上配布資料という位置付けとされていて、会議後に回収された。ところが、そうした慎重な取り扱いだったはずなのに、なぜかその日の七時のＮＨＫニュースで資料のことが放送された。

その報道は「政府内で来春にも五類に引き下げる案が出ている」というもう一つのニュースとセットで読み上げられたから、専門家が感染症法上の見直しにお墨付きを与えた、という逆のニュアンスが色濃くにじんだ。回収された専門家の資料は厚労省を通じて会議直後に官邸で報告されていた。その官邸は閣僚の辞任ドミノで支持率が低迷していた。そのことを考え合わせると、国民の目先を変えるためにリークした可能性があった。

こうした工作を重ねながら、政治家が自ら決定している体裁だけが着々と整えられた。政治家にとってのこうした不都合な裏側には、専門家たちの暗闘があった。コロナ危機の奔流を下る日本という船が舵取りを誤らぬよう、黙々と汗をかいた者たちの闘いである。

しかし、平時が見えてきたこの頃、「コロナのリスク」は、テレビのニュースでもSNSのタイムラインでも「歓迎されない情報」になっていた。リスクを指摘する姿勢の専門家に、メディアのスポットライトが当てられる機会は急速に減っていった。

二三年一月二十七日、岸田は政府対策本部で新型コロナウイルス感染症法上の扱いを五類に引き下げる決定を下した。五月八日、その決定は実行に移された。

コロナ前の日常は戻ってきた。

永田町や霞が関にも日常が戻ってきた。政府に都合のよい結論にお墨付きを与えてくれる専門家の「御用審議会」が政府の決定を支える日常が戻ってきた。そうした枠にはまらない尾身たち専門家がいなければ日常性を取り戻すための決定さえ踏み出せなかったのに、新しい日常の風景の中に、尾身や押谷や西浦の存在は消えていた。

エピローグ

二〇二三年九月五日、私は京都駅の上にあるホテルの喫茶店で、京都大学大学院教授の西浦博に会った。尾身茂が新型コロナウイルス感染症対策分科会の会長として最後に岸田文雄に面会してからちょうど一週間後のことだ。官邸からの去り際の朗らかな尾身の表情をどう見ていたのか。それを質問したかった。西浦は、こう答えた。

「あんまりだという思いはあります。キックアウトですよね」

なぜ、そう感じていたのか。

そもそも、日本のコロナ対策の総括としては、「日本はＯＥＣＤの中でもベストランディングだった」と、西浦は見ていた。確かに、目安の一つである人口当たり累積死亡者数をみても欧米諸国より少ない。メディアでは「コロナ敗戦」といったやや自虐的な表現が目を引きやすいが、感染症危機の終わらせ方として他国よりも劣っていることはまったくない、と。ただ、「それぞれの局面ではギリギリのところまで行ったりはしているし、いろんな奇跡が組み合わさってのことです」とも付け加えた。

その奇跡を織り成したピースの一つ、立役者の一人が尾身に違いない。それなのに首相の十五分間の面会で終わりにする政府の扱いは、「あんまりだ」というのだ。

世界を見渡せば、コロナ対応の立役者には惜しみない拍手が送られてきた。

二三年十月三日、新型コロナウイルスのｍＲＮＡワクチンの開発に大きな貢献をしたハンガリー出身のペンシルベニア大学の研究者、カタリン・カリコ氏にノーベル生理学・医学賞が授与されるというニュースが報じられた。

さらにその一ヵ月あまり前の八月三十日、英国では内閣に科学的助言を行ってきた主席科学顧問のパトリック・バランスと主席医務官のクリストファー・ウィッティという二人の医学者に対し、王立協会から王室勲章が送られた。コロナ対応に重要な役割を果たした、と国として報いる姿勢をかたちで示したのである。

感染状況を把握して説明するにも専門性が必要なのは英国も日本も同じで、英国の二人と尾身は似た立場だ。さらに尾身の場合、「五輪成功」を打ち出している手前、首相が認めがたい大会のリスク評価を示したり、平時に向けたロードマップを示したり、本来なら政治が責任を持って行うべきことでも積極的に動き、また、発信した。

政権中枢は、都合のよい時に尾身を利用した。その一方、霞が関やメディアからは「尾身さんのスタンドプレー」という視線を浴びていた。そうなっていると知りつつ、尾身は「感染症の仕事を長くやっていると批判されることはあるんだよ」といって意に介さなかった。

尾身はさまざまな批判を受けた。例えば五輪のリスク評価を受け入れるかどうか、政府の態度が不透明だった二一年六月二日に「いまの状況で五輪をやるというのは、普通はない」と突きつけるように考えを述べると、与党からも「やりすぎ」という批判が出たが、涼しい顔をしていた。このあたりは肝が据わっていた。

逆に出すと言明した五輪無観客開催の提言が開催一ヵ月前の六月十八日というギリギリになったことについて「尾身が政治と妥協点を模索して出すのが遅れたからだ」という批判もあった。考えを聞くと尾身は、「相手（政治家）がサブスタンス（実質）を受け入れてくれることを常に考えているんです。サブスタンスで妥協することと、サブスタンス以外で妥協することは違う」とその流儀を語った。

文言の修正で時間を要したのは事実だが、早く出せば出すだけ、国会論戦で野党がこの提言を利用し勢いづく可能性もあった。この局面での実質は、感染拡大したときには政府に確実に無観客の選択を留保してもらうことだった。少しでも感染を減らすためには、政治家が受け入れられない「中止」の選択肢も消し、また、提出時期も慎重に模索したという。

そんな尾身でもフラストレーションがたまることもあった。安倍晋三は小中高校の全国一斉休校を専門家に意見を聞かずに決めた。菅が決めたＧｏ Ｔｏの前倒しスタートや岸田の待機期間短縮もそうだ。いずれも専門家の意見は聞かず、かつ、その選択の説明は十分に行わないことがあった。

こうした点について尾身は私の取材にこう振り返った。

「日本では、危機に際しての『意思決定の文化』がまだ確立されていないというのが私の実感です。（略）専門家の意見を聞きつつ、ほかの政治状況も考え併せて結論を導くという正・反・合の弁証法のようなプロセスが足りなかった」（月刊「文藝春秋」二二年十一月号）

さまざまな思いをかかえながら、危機の奔流の中心で尾身の果たした役割について西浦は、

「頼られすぎたと思う」と語った。

「経験とか、度胸とかそういうことを通じて完璧な適任者だったんですけど、それにしても頼られすぎたと思っています。尾身先生がいないと成り立たない政治決断のプロセスとかコミュニケーションというのは、相当に矛盾している」

尾身の属人的な個性でなんとかしのいだが、次代の危機にもう一人の尾身が都合よく登場するとは限らない。危機下の政治への助言のあり方という課題が残されたのである。

何に敗北したのか

西浦は、数理モデルを駆使した助言者として手応えも口にした。

コロナが上陸してからこの方、流行が次々と状況を変えていくなか、西浦の数理モデルを含めさまざまな分析データを素早く参照して政策決定するというプロセスは霞が関の中で定着した。第一波では前のめりの発信が批判を浴び、反省も口にしてきた西浦だが、第二波以降は厚労省アドバイザリーボードの構成員として裏方のリスク分析に概ね徹してきた。「科学的な評価に基づいて政策が対応するということは日本になかったものです。職責を果たす中でそれが血肉になったという実感もあります」と、西浦はいった。

思い起こせば手書きのファックスで保健所に届け出ていた感染者情報の管理については、これに代わって第一波の終わりの二〇年五月にオンラインで集約するハーシス（HER－SYS）が導入された。

すべての感染者を把握する「全数把握」は二二年九月、医療機関の事務負担の軽減のために名前など詳しく把握する対象を高齢者などハイリスクの人に限定するようになった。二三年五月にコロナの感染症法上の位置付けが変わると、新規感染者の集計が打ち切られ、毎日の感染者数は見えなくなった。さらに加えておくと、私が西浦と会った日から三週間後の九日三十日、重症者の把握に限って役割を残されていたハーシスも廃止された。

西浦が「完全にディフィーテッド（敗北）」と悔しそうに総括したこともあった。

それは政府に参画して分析を提供する専門家の層の厚みにおいて、疫学の先進国に彼我の差を見せつけられたことだ。二二年二月に世界に先駆けてコロナの規制を全廃した英国は「その後」が優れていたという。

「緩和の後、英国は一年以上にわたってオックスフォード大学やケンブリッジ大学が国家統計局に協力をして、何万人という登録ボランティアに四週間に一度、ＰＣＲ検査を実施しています。〈現時点で人口のどれだけが感染しているか〉〈新たな変異株がどれだけ感染させやすいか〉といったリスク評価をモニタリングするんです。

何十億というお金が必要ですが、データ分析を通じリスクを直視しつづける、という姿勢を国として見事に継続しています。日本では僕も調査研究プロジェクトの申請を出しましたが、数億の助成も獲得できません」

単にプロジェクト一つの話に止まらない。

「英国は研究人材の層が分厚くあって、国がそれをバックアップしているのです」

英国には前出の首席科学顧問パトリック・バランスを座長に設置されている緊急科学的助言グループ（SAGE＝Scientific Advisory Group Emergency）の下に、SPI‐MO（Scientific Pandemic Influenza Group on Modelling, Operational sub-group）という数理モデルを操る専門家による分析や流行予測などに関する分科会が置かれていた。

その厚い人材の層を前に、分析の質量ともに「コテンパンにやられた」と西浦は言った。

「SPI‐MOには六十人の助教クラスが入っていますが、助教といってもそれぞれが自分の研究チームを持っている実力者で、野球に例えればメジャーリーグに登録されるような人たちです。彼らの危機時の分担が決まっていて、流行がくれば普段の研究の手を止めて実に優れたレベルの分析を出してくる。それに対して日本は僕の教室一つだけ。必死に研究していますけど、追いつけないですね。恥ずかしいかぎりです」

情報の基盤をそれだけ充実させるのは、英国が感染症対応を国の安全保障と構え、研究をサポートすることが国益につながるという意識が政府に浸透しているからだろう。

山ほどの予算とスタッフを部下に抱えているのが英国の主席科学顧問なのだ。主席科学顧問バランスの境遇を横目に見ている西浦からみれば、危機対応の陣容がまったく整っていない中、政府の助言役を務めあげた日本の尾身に対して「公がきちんと褒賞すべきだ」と感じるのは当然かもしれない。

キックアウトと世論

国のために無私の精神であたった者がまっとうに褒賞されず、キックアウトされる。どうしてそんなフェアとは言えない状況に陥るのだろうか。西浦は自分の三年半の身の上を振り返るように言った。

「もちろん、僕らがやってきたことに感謝を表してくれる人もいます。でも緩和が決まったら、その人の態度が変わる場合もあったりとか……そんなことがあって。それって何でこうなるのかなということを考えるんです。政治家よりも専門家が（感染対策で）厳しいことを言っているというのもあるんですけれど、それより前に、そういう国だからなんじゃないかということを認識させられた」

それはどういう国なのか、と重ねて訊いた。

「セキュリティというものを他者に任せていて、依存していれば大丈夫と考えてしまうような、自主性が欠けているような国民性がありはしないか」

西浦は感染から人々を防護することを「セキュリティ」と表現した。専門家が感染制御のためにリスク分析にあたることは、消防士が防火や消火にあたったり、海上保安官が不審な船を警戒したり、自衛隊が北朝鮮のミサイルを警戒することに近い。

ただ、似て非なるのは消防士や海上保安官や自衛隊員は国や自治体にセキュリティを任務として与えられた職業人なのに対し、尾身や押谷や西浦は、公益法人理事長や大学教授であることだ。パンデミックが来たから、暫定的に国を守る職責を与えられたにすぎない。

確かに、感染対策に従うことは国民にとって愉快なことではない。しかも、コロナ上陸当初は誰も、三年半もつづくとは思っていなかった。限界まで延長がつづくことへのやり場のない思いが、国民を守るために、実際に来たるリスクに対応して動いた者に向かうのは不条理というほかはない。

本来なら身の安全確保といった環境整備は当然のことながら、さらにいえば国家がそうした反発を宥める努力を惜しむべきではないはずだ。

ところが、実際はどうだったか。

危機の局面では短期的な内閣支持率に汲々とするばかりに専門家をリスクや痛みを語る前面に押し立て、その一方、政治家が前面に復帰するフェーズになれば、官邸肝いりの検証報告書に専門家の問題だけを書き、政治家自らの検証には頬被りする。これが日本の政治であった。

検証報告書が問題視した事例の一つが西浦の「四十二万人死亡試算」だった。「政治が言わないならやめろ」と西浦の発表を思いとどまらせようとした時、押谷がこう言ったことを最後にもう一度記す。

「これは首相が言うべき筋の、重い数字だ」「調整が整わないならこの国はもう駄目なんだ、駄目になっても言わないほうがいいんだ」

国民を守るための仕事で、国民の代表から、あるいは国民から蹴り出される。そうわかっていながら黙って職責を果たそうとした者たちもいた。そのことだけは記憶されてよい。そんなことを考えながら、私は西浦と別れた。

あとがき

本書の端緒は、月刊「文藝春秋」二〇二〇年七月号掲載の「ドキュメント 感染症『専門家会議』」と題したレポートである。当時の編集長の松井一晃さんから「コロナの専門家を主人公に書いてよ」という示唆を得て取材を始めたが、その後はすべてを私に委ねていただき、同誌には都合五本のコロナ専門家にまつわるリポートを発表した。その過程で、日本の新型コロナウイルス感染症対策に携わった多くの専門家、官僚、政治家の方々に取材をさせてもらった。とりわけ尾身茂さんには三年半の間に十四回ものインタビューの機会を得た。押谷仁さん、西浦博さんにも何度もお話を聞かせていただき、刺激を受けた。彼らだけではない。全ての方のお名前を記すことができないが、本書刊行までに実に多く方々の協力を得た。また、講談社の石井克尚氏の助言がなければ刊行まで辿り着けなかった。ここにみなさまへの感謝の意を記したい。

二〇二三年十二月
広野真嗣

本書は書き下ろし作品です

広野真嗣（ひろの・しんじ）
一九七五年、東京都生まれ。慶應義塾大法学部卒。神戸新聞記者を経て、猪瀬直樹事務所のスタッフとなり、二〇一五年一〇月よりフリーに。一七年に『消された信仰』（小学館）で第二四回小学館ノンフィクション大賞受賞。

奔流（ほんりゅう）　コロナ「専門家」はなぜ消されたのか

二〇二四年一月一七日　第一刷発行

著者　広野真嗣

発行者　森田浩章
発行所　株式会社　講談社
東京都文京区音羽二-一二-二一　郵便番号一一二-八〇〇一
電話　編集　〇三-五三九五-三五四四
販売　〇三-五三九五-四四一五
業務　〇三-五三九五-三六一五
印刷所　株式会社新藤慶昌堂
製本所　大口製本印刷株式会社

ISBN978-4-06-534465-1　N.D.C.916　318p　20cm

KODANSHA